腰痛を防ごう！

改訂 「職場における腰痛予防対策指針」のポイント

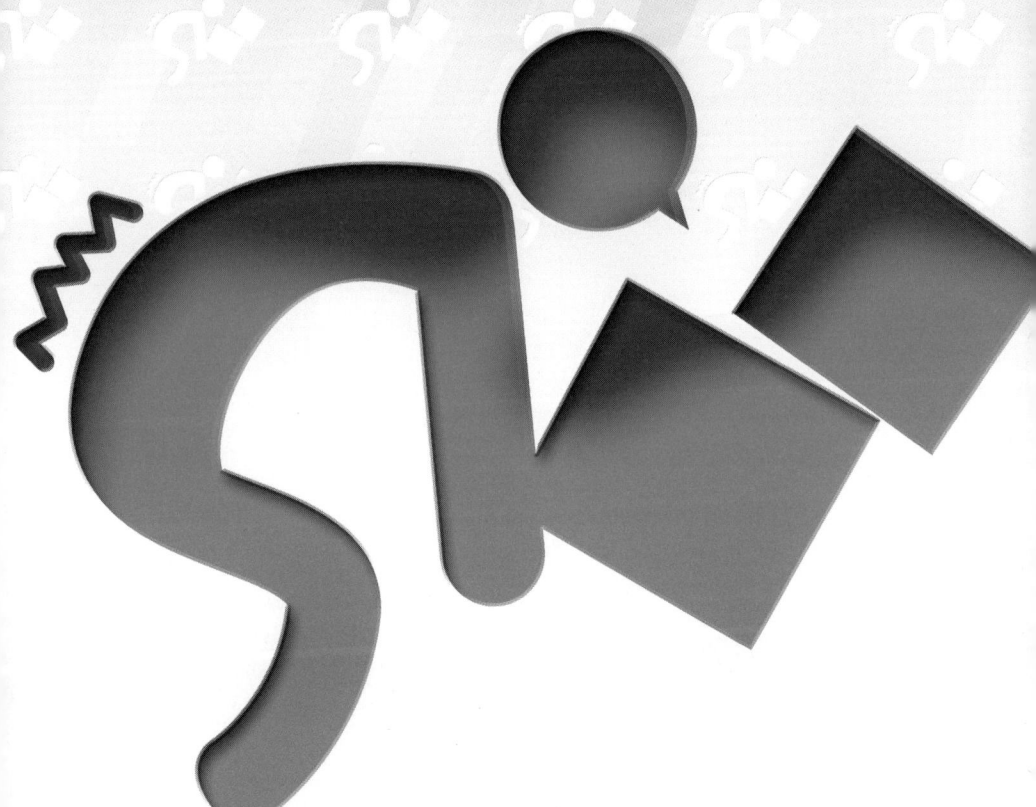

中央労働災害防止協会

はじめに

　業務上疾病による被災者数は年々着実に減少していますが，負傷に起因する疾病，中でも腰痛によるものは，業務上疾病全体の約6割を占めており，依然として労働衛生対策上の大きな課題となっています。

　職場における腰痛予防対策の推進を図るため，平成6年に厚生労働省から，「職場における腰痛予防対策指針」が示され，対策が進められてきました。しかし，近年は高齢者介護などの社会福祉施設で働く人の腰痛発生件数が大幅に増加するとともに，運輸交通業，小売業でも多発しています。このような状況をふまえ，最新の知見に基づき，19年ぶりに指針の改訂が行われました。

　職場における腰痛を効果的に予防するためには，労働衛生管理体制を整備し，作業管理，作業環境管理，健康診断等の健康管理及び労働衛生教育面からの対策を講じる必要があります。また，これらの対策を適切かつ継続的に進めるには，リスクアセスメントと労働安全衛生マネジメントシステムの考え方を導入し実施することが有効であり，その手順等についても，今回の改訂指針では触れられています。また指針の適用対象職場が福祉・医療分野等における介護・看護作業全般に広げられました。

　本書は，指針の改訂に合わせて内容の見直しを行い，「職場における腰痛予防対策指針の改訂及びその普及に関する検討会」座長である独立行政法人　労働安全衛生総合研究所　健康研究領域長／健康障害予防研究グループ・部長　甲田茂樹氏に内容の監修をいただきました。腰痛についての理解を深め，腰痛予防対策を効果的に進めていただくために活用いただければ，幸いです。

　平成25年10月

中央労働災害防止協会

本書の改訂にあたって

　職場における腰痛問題は，古くて新しい労働衛生上の課題である。
　「災害性腰痛」は，もっとも多い業務上疾病であり，業務上疾病全体の約6割，業務上の負傷に起因する疾病の8割近くを占め，長らくこの傾向は変わっていない。
　厚生労働省が平成6年に策定した「職場における腰痛予防対策指針」を19年ぶりに改訂した背景には，このように職業性腰痛がなかなか減少し難いという状況がある。とりわけ，社会福祉施設のような，わが国の保健制度を担う重要な職場で職業性腰痛の発生の増加が見られるなど，職場の実情に見合った予防対策の指針の策定と普及を迫られていたからにほかならない。
　厚生労働省は，「職場における腰痛予防対策指針の改訂及びその普及に関する検討会」を組織し，平成25年1月から4回の検討会を経て，改訂指針が策定の運びとなった。検討会では，新たな腰痛予防の知見に加えて，腰痛の発生要因が従来の「動作要因」などのほか「心理・社会的要因」も関与して発生すること，腰痛の代表的な「重量物の取り扱い」は，「人力による人の抱え上げ作業」と区別して考えられるべきであること，腰痛は再発する可能性が高く職場復帰時の支援に配慮が求められること，リスクアセスメントや労働安全衛生マネジメントシステム（OSHMS）に基づいた腰痛予防対策の進め方が導入されるべきであることなどが議論された。また，作業別の対策では，「福祉・医療等における介護・看護作業」「車両運転等の作業」について大きな見直しが行われ，これらの内容が反映されている。
　本書を通じて改訂指針の趣旨や内容が理解されるとともに，広く普及・活用され，職業性腰痛の発生の抑制に役立てられることを期待したい。
　平成25年10月

　　　独立行政法人　労働安全衛生総合研究所
　　　　健康研究領域長／健康障害予防研究グループ・部長　　甲田茂樹

もくじ

第1章　仕事と腰痛 …………………………………………… 9
1. 人間と腰痛 ……………………………………………… 10
2. 腰痛とは ………………………………………………… 11
3. 腰背部の構造とその働き ……………………………… 13
4. 腰痛が起こる仕組み（発症機序） …………………… 17
5. 腰痛を起こしやすい職場の要因 ……………………… 18
6. 職場での腰痛の起こりかた（特徴） ………………… 19

第2章　はたらく環境の改善 ………………………………… 21
1. 低温・寒冷 ……………………………………………… 22
2. 照明 ……………………………………………………… 22
3. 作業床面 ………………………………………………… 23
4. 作業空間 ………………………………………………… 23
5. 設備とその配置 ………………………………………… 24
6. 振動 ……………………………………………………… 25
7. 休憩施設等 ……………………………………………… 26

第3章　仕事のしかたの改善 ………………………………… 27
1. 自動化・省力化 ………………………………………… 28
2. 作業姿勢・動作 ………………………………………… 29
3. 作業の実施体制 ………………………………………… 30
4. 作業標準・マニュアル ………………………………… 30
5. 休憩　作業の組合せ・作業量 ………………………… 31
6. 服装・靴　補装具 ……………………………………… 32

第4章　健康管理 ……………………………………………… 33
1. 健康管理とその目的 …………………………………… 34
2. 腰痛の健康診断 ………………………………………… 35

もくじ

  3. 職場復帰支援 ………………………………………………… 36
  4. 健康相談と療養指導 ………………………………………… 37
  5. 腰痛予防体操 ………………………………………………… 38
 第5章 労働衛生教育など ……………………………………… 41
  1. 腰痛予防教育にリスクアセスメントを取り入れましょう …… 42
  2. サポート体制を整えましょう ……………………………… 42
  3. 日常生活の留意点 …………………………………………… 43
 第6章 リスクアセスメントと労働安全衛生マネジメントシステム … 45
  1. リスクアセスメント ………………………………………… 46
  2. 労働安全衛生マネジメントシステム ……………………… 47
 第7章 作業態様別の留意点 …………………………………… 49
  1. 重量物を取り扱う作業 ……………………………………… 50
  2. 立ち作業 ……………………………………………………… 52
  3. 座り作業 ……………………………………………………… 53
  4. 福祉・医療分野等の介護・看護作業 ……………………… 54
  5. 車両運転等の作業 …………………………………………… 56
 第8章 資料 ……………………………………………………… 59
  職場における腰痛予防対策指針及び解説 ……………………… 60
  参考1 腰痛健康診断　問診票（例）……………………… 101
  参考2 腰痛健康診断　個人票（例）……………………… 103
  参考3 事務作業スペースでのストレッチング（例）…… 105
  参考4 介護作業者の腰痛予防対策チェックリスト ……… 107
  参考5 介護・看護作業等におけるアクション・チェックリスト（例）… 114
  参考6 作業標準の作成例（施設介護，訪問介護）……… 116
  参考7 介護・看護作業等でのストレッチング（例）…… 121
  参考8 車両運転等の作業におけるアクション・チェックリスト（例）… 123
  参考9 車両運転等の作業でのストレッチング（例）…… 125

表紙デザイン・㈱ジェイアイ
イラスト・松本純子　寺平京子

第1章

仕事と腰痛

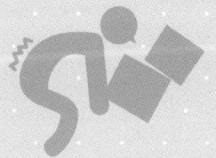

1. 人間と腰痛

　腰痛は2本足で立つ人間の宿命だと言われていて，人間の歴史とともに昔からある病気です。人体のかなめ（要）の位置にある腰は，必ずしも仕事や生活に適した構造ではないのです。

　そのため，腰痛を患う人は，年齢，性別に関わりなくなかなか減らず，職種によっては増えています。

　重症の腰痛は，苦痛がひどくて仕事にも生活にも大きな障害をもたらします。軽い腰痛でも，不安や不快感が続いて気分が晴れません。

　このように，腰痛は，身近な症状であるとともに，仕事に支障をきたし，生活の質を低下させるものです。

　腰痛のない，健やかな体の状態で存分に働き生活するために，職場や，家庭で，どうしたら良いかを考えてみましょう。

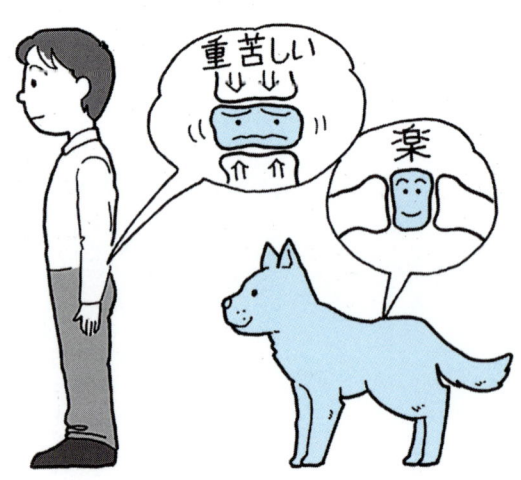

2. 腰痛とは

「腰痛」は，正確には病気の名前ではなく，病気の症状の名前です。したがって，いろいろな病気や障害によって腰痛が生じます（次頁参考）が，原因の特定できない，非特異的腰痛が多くみられます。この本では，腰痛とは，単に腰部の痛みだけではなく，臀部(でんぶ)（お尻）から大腿後面・外側面，さらには，膝関節を越えて下腿の内側・外側から足背部・足底部にわたって広がる痛み，しびれ，つっぱり等を含むものとします。

職場の労働者に生じやすい腰痛には，①ぎっくり腰（腰椎ねん挫等），②椎体(ついたい)骨折，③椎間板(ついかんばん)ヘルニア，④腰痛症（椎体や椎間板などに原因を見いだせない非特異的腰痛），などがあり，特にぎっくり腰と腰痛症が多くみられます。

また，その発病のしかたによって，急に起こる①急性腰痛（災害性腰痛）と，徐々に痛くなる②慢性腰痛（非災害性腰痛）があります。

災害性腰痛とは，通常と異なる動作（屈曲，伸展，回旋など）や瞬時の異常な力の作用で作業中に急に発症した腰痛で，非災害性腰痛とは，腰部に過度の負担のかかる業務（重量物の取扱い，不自然な姿勢など）に数カ月から10年以上にわたって従事して発症した慢性腰痛です。

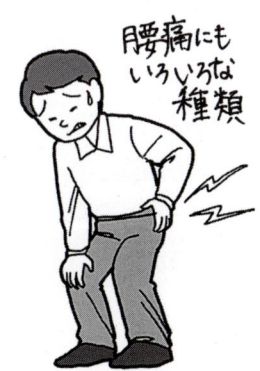

◎参考 「腰痛の原因別分類」

1. 脊椎由来
    腰椎椎間板ヘルニア
    腰部脊柱管狭窄症
    分離性脊椎すべり症
    変性脊椎すべり症
    代謝性疾患(骨粗鬆症,骨軟化症など)
    脊椎腫瘍(原発性または転移性腫瘍など)
    脊椎感染症(化膿性脊椎炎,脊椎カリエスなど)
    脊椎外傷(椎体骨折など)
    筋筋膜性腰痛
    腰椎椎間板症
    脊柱靱帯骨化症
    脊柱変形など
2. 神経由来
    脊髄腫瘍,馬尾腫瘍など
3. 内臓由来
    腎尿路系疾患(腎結石,尿路結石,腎盂腎炎など)
    婦人科系疾患(子宮内膜症など),妊娠
    その他(腹腔内病変,後腹膜病変など)
4. 血管由来
    腹部大動脈瘤,解離性大動脈瘤など
5. 心因性
    うつ病,ヒステリーなど
6. その他

「日本整形外科学会診療ガイドライン委員会/腰痛診療ガイドライン策定委員会:腰痛診療ガイドライン 2012, 13頁, 2012年, ㈱南江堂」より許諾を得て転載。

第1章　仕事と腰痛

3. 腰背部の構造とその働き

(1) 脊柱の役目と構造

　腰部の構造や働き（機能），運動について知ることは，腰痛の予防や治療に役立ちます。

　体の中心には，7個の頸椎と12個の胸椎，5個の腰椎，5個の仙椎及び3～4個の尾椎からなる脊柱があり，体の各部や外からかかる負荷を支えています。前屈やひねりなどの運動，姿勢の制御，脊髄と神経根の保護も脊柱の大事な役目です。

　これらの役目は，椎体，椎間関節，椎間板，じん帯，筋肉の共同作業によって維持されています。

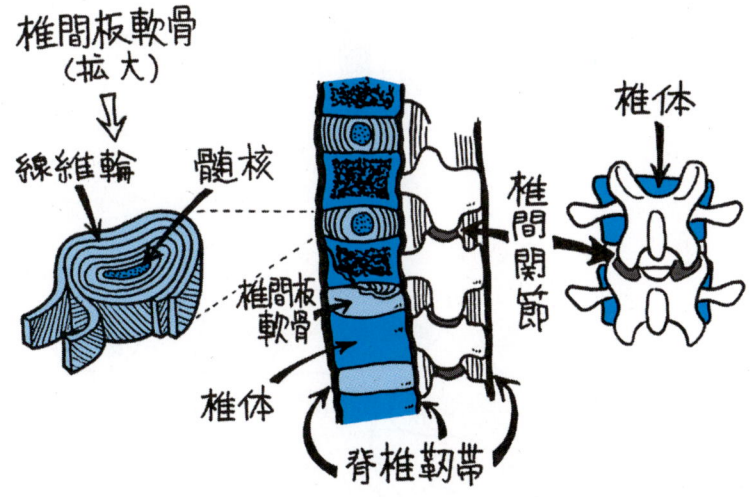

椎体と椎体の間には，椎間板があって脊椎を上下につなぎ，脊柱に加わる荷重を緩和したり，脊柱にたわみを与えたりしています。椎体の後部には脊柱管があり，脊髄や神経根が納まっています。そのほかに，幾種類ものじん帯と筋肉が椎体とその周辺に付着して，全体として丈夫な柱をつくっています。

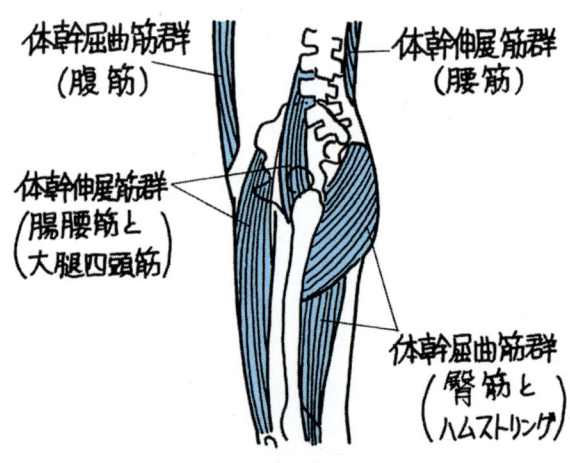

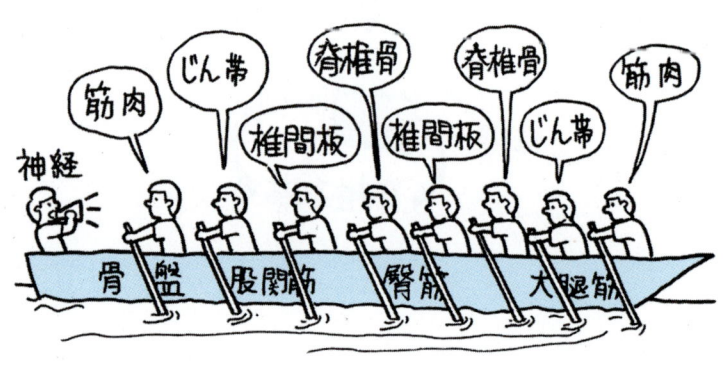

(2) 生理的湾曲と良い姿勢

脊柱は，横から見ると頸椎と腰椎は前方に凸に，胸椎と仙椎は後方に凸に緩やかにカーブ（生理的湾曲）しており，立って歩いたり，前後に曲がるときなどに都合が良いようになっています。

立位では，腰椎と仙椎のなす角度（腰仙角）は約30度で，このとき腰仙関節面はほぼ水平となり，安定した良い姿勢となります。このような良い状態を保つには，脊椎の構造や配列（アラインメント）ばかりでなく，背中の筋肉などの「脊椎伸展筋群」と，腹筋などの「脊椎屈曲筋群」の緊張のバランスが大切です。

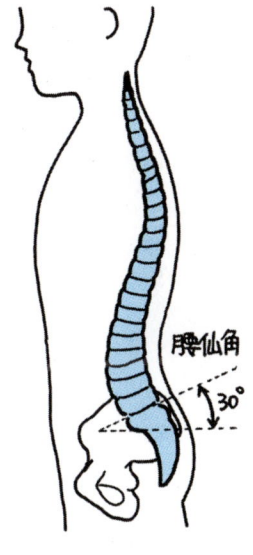

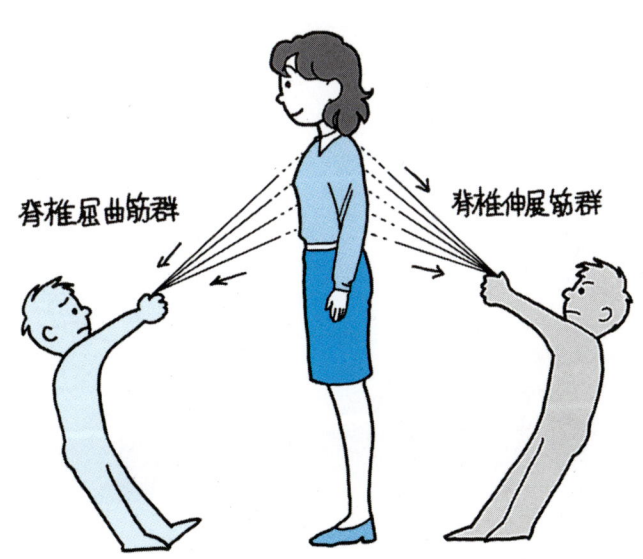

⑶脊柱の動き（運動）

　脊柱は，腹筋と背筋などの働きにより，前屈（屈曲），後屈（伸展），側屈（左屈，右屈），回旋（右ひねり，左ひねり）の動き（運動）をします。脊柱管の後部には，各椎体ごとに椎間関節が左右にあり，椎間板とともに脊柱の運動をスムーズにしています。中でも腰椎と仙椎の間の腰仙関節は最も大きく動きます。

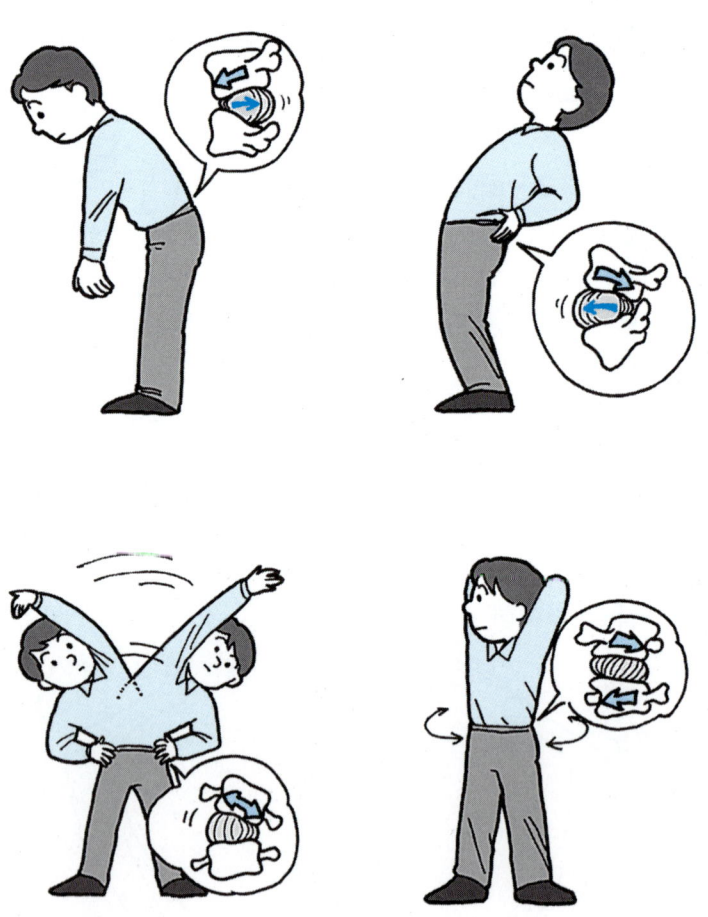

(4) 腰椎と仙椎の役目

　腰痛は，脊柱の下部に位置している腰椎と仙椎を含む部位を中心に発症します。それは，この部位が体重を支えているばかりでなく，「体幹の動き」に対しても要の役をしているからです。なお，股関節と下肢の姿勢およびこれらに付随するじん帯や筋肉の状態や動きも，腰椎の働きや腰痛の発生に影響を及ぼします。

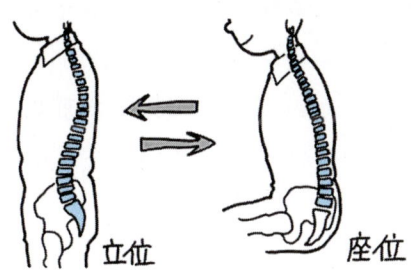

4. 腰痛が起こる仕組み（発症機序）

　腰痛は，仕事や生活，老化や病気などのいろいろな原因で起こります。機械的な刺激，化学物質による刺激，血管による刺激を，椎間関節やじん帯などにあるセンサー（受容体）が感知して脳に痛みとして伝えるのです。

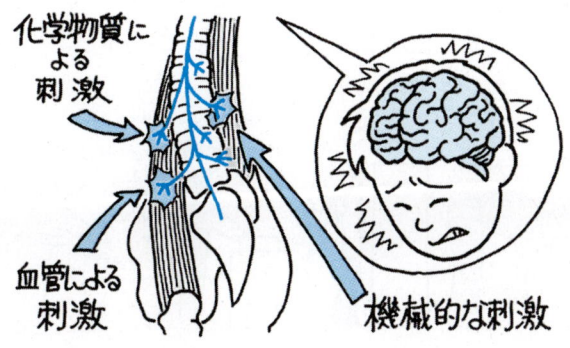

5. 腰痛を起こしやすい職場の要因

　腰痛を起こしやすい職場の要因には，動作に関係したもの，環境に関係したもの，労働者個人に関係したものなどがあります。多くはこれらの要因が重なり合って発生しています。

　動作に関係した要因としては，①重量物の持ち上げや運搬で腰部に強い力が作用する，②介護・看護作業などで，人力により人を抱え上げ，腰部に大きな負荷を受ける，③長時間同じ姿勢を保つ（拘束姿勢），④腰の前屈（前かがみの姿勢），後屈ねん転（後ろに反ってひねる），身体をひねるなど不自然な姿勢を頻繁に繰り返す，⑤急激または不用意な動作などがあります。

　環境に関係した要因としては，①（乗物や設備・機械からの）振動・衝撃，②寒冷（体を冷やす）・多湿の環境，③床面が滑りやすい，段差がある，④照明が暗い，⑤作業空間が狭い，設備の配置が不適切である，⑥小休止がとりにくいといった勤務条件などがあります。

　労働者個人の要因としては，年齢，性，体格，筋力等，既往症および基礎疾患などがあります。

　これらの他に，心理・社会的要因として，仕事の満足度や働きがいが得にくい，上司や同僚の支援が十分でない，といったことや，長時間労働や疲労，仕事上の重い責任やトラブルなどの心理的な負荷が生じている，などがあります。

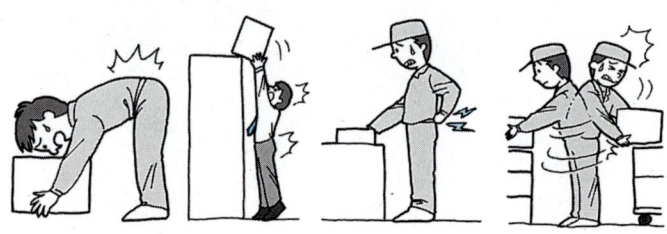

第1章　仕事と腰痛

6. 職場での腰痛の起こりかた（特徴）

　職場では，急性腰痛（災害性腰痛）も慢性腰痛（非災害性腰痛）も発生しますが，業務上の疾病として認められた腰痛（職業性腰痛）のほとんどが，ぎっくり腰などの急性腰痛です。

　これらの特徴としては，①製造業，建設業，運輸交通業などは，休み明け，週のはじめに多く発生するが，保健衛生業，商業では，日曜日も仕事をすることが多いためか，この傾向はみられない，②午前中に多く発生する，③被災者の35.5％は約一カ月以上休業する，などがあげられます。

　特に社会福祉施設における腰痛は，全業種の職業性疾病の約2割を占めており，単独作業での介護者の入浴などの移乗中にもっとも多く発生しています。

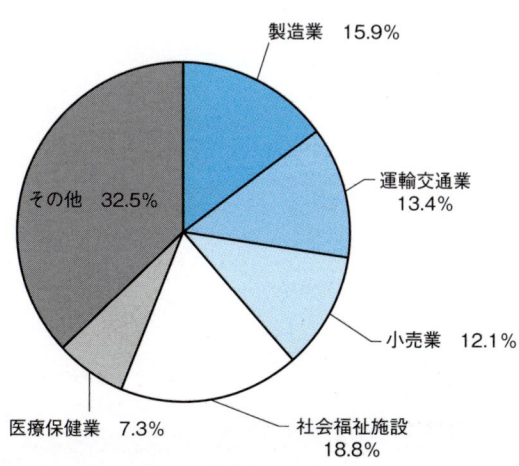

業種別の職業性腰痛　発生状況

「職場における腰痛予防対策指針の改訂及びその普及に関する検討会報告書」より
平成23年に発生した休業4日以上の腰痛　平成24年12月18日時点における労働者死傷病報告より集計

第 2 章
はたらく環境の改善

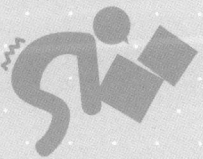

1. 低温・寒冷

　冬の屋外，山林高所や冷凍倉庫，暖房不良の室内作業などの低温に曝（さら）される環境の下では，筋肉やじん帯の動きが悪く，力を出したり反射運動などがうまくできません。血液の循環も悪くなりがちで，代謝産物が滞りやすく，筋肉が早く疲労したり，疲労の回復が遅れたりします。

　寒冷な作業環境では，屋内は暖房設備を配置して温度を調整したり，屋外の場合は適切な防寒衣等を着用しましょう。

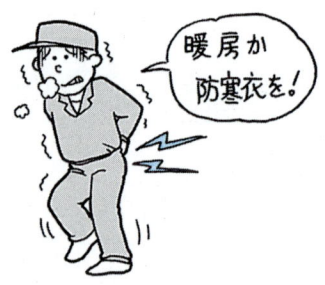

2. 照明

　足元や周囲の機械類がよく見え，作業に見合った十分な明るさが必要です。暗いと，足元や通路が見えにくくてつまずいたりする，事務や細かい作業ではかがみこんだ悪い姿勢になる，といった腰痛発生のリスクを高めることになります。作業場所，通路，階段等で足もとや周囲の安全が確認できるように適切な照度を保ちましょう。

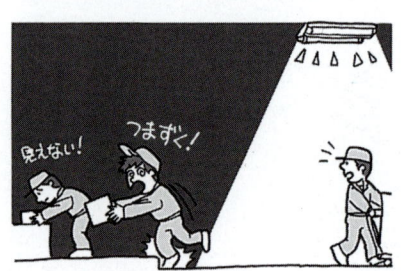

3. 作業床面

すべり，転倒，振動などを予防するために，床面は段差をなくし，凹凸がないようにします。また，滑りにくく，弾力性があり，壊れたり傷んだりしにくい材質と構造にも配慮しましょう。

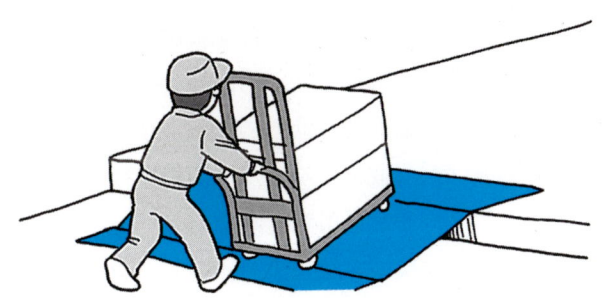

4. 作業空間

よい姿勢で安全な動作をするには，作業場所が狭くないことが大事です。狭いために，作業中に腰をかがめたり，体をひねったり，手や足が十分に伸ばせなかったりすることがないようにします。

取扱い器具・材料に適した広さを確保しましょう。

日ごろから，整理・整頓・清掃を心がけましょう。

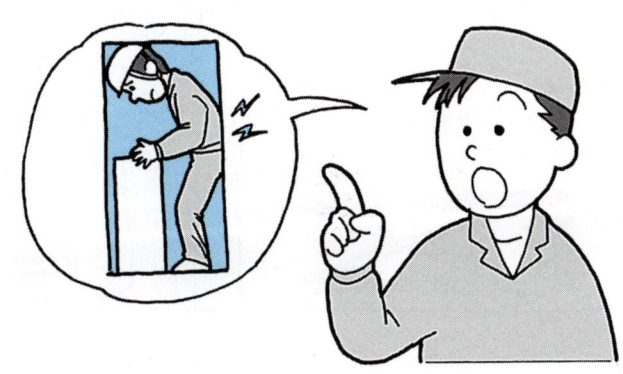

5. 設備とその配置

　良い姿勢で，動作が自然で楽に，無駄なくできるように工夫します。前かがみになったり，たびたび姿勢を変えたりしないですむように，材料・道具などの上げおろし動作が最少になるように，設備や装置の高さ，配置を作業者に合わせます。

　事務機械，机，椅子，作業台などは，作業者ごとに高さなどが調節できるものを使用したり，手作業をするときの作業台や設備の高さは，肘の位置より少し低めになるようにして，前かがみになったり，腕を上げた（腋をひろげた）姿勢にならないようにします。必要に応じて足台などを用意します。

　重いものの取扱いを減らすための装置や道具を使用したり，機械の運転や乗物などでは，下肢や上肢が自由に動かせる広さをとりましょう。

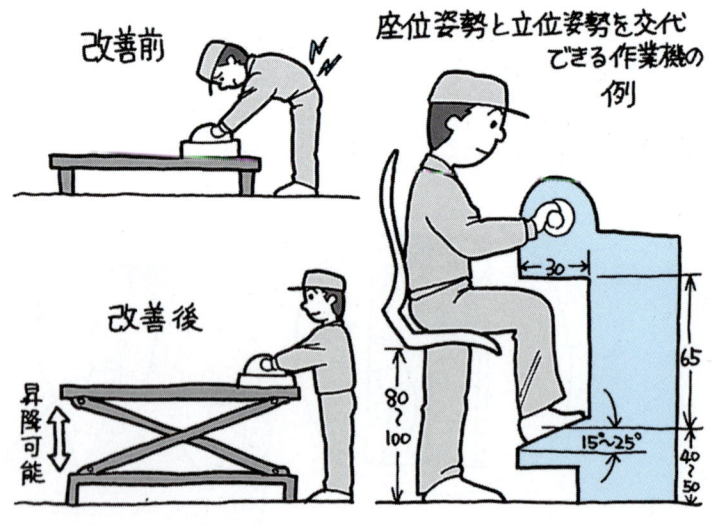

第 2 章　はたらく環境の改善

6. 振動

　ブルドーザー，ドラグショベル，フォークリフトなどの車両系建設機械，車両系荷役運搬機械の運転・操作による著しく大きな振動や，車の運転による長時間の姿勢拘束下での振動のばく露を，腰や全身に受けると，腰痛になりやすくなります。

　こうした振動のばく露を軽減するために，運転座席は，腰や背中を安定して支えられるものにし，座面や背もたれの角度を，体格に合わせて調節できるものにします。

　また，適宜，小休止や休憩をとり，車両から降りて，ストレッチングを行い，腰や背中の筋肉をほぐし，疲労を回復しましょう。

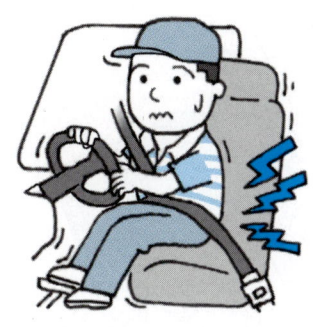

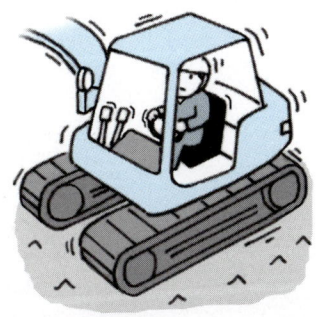

7. 休憩施設等

　腰に負担のかかる作業では，休憩をうまく取ることが大切です。横になったりしてくつろげる十分な広さがあり，適切な温度に調節できる休憩室を設けたり，堅めのソファー・安定した椅子，簡単な運動用具やマッサージ機などの設備にも配慮しましょう。

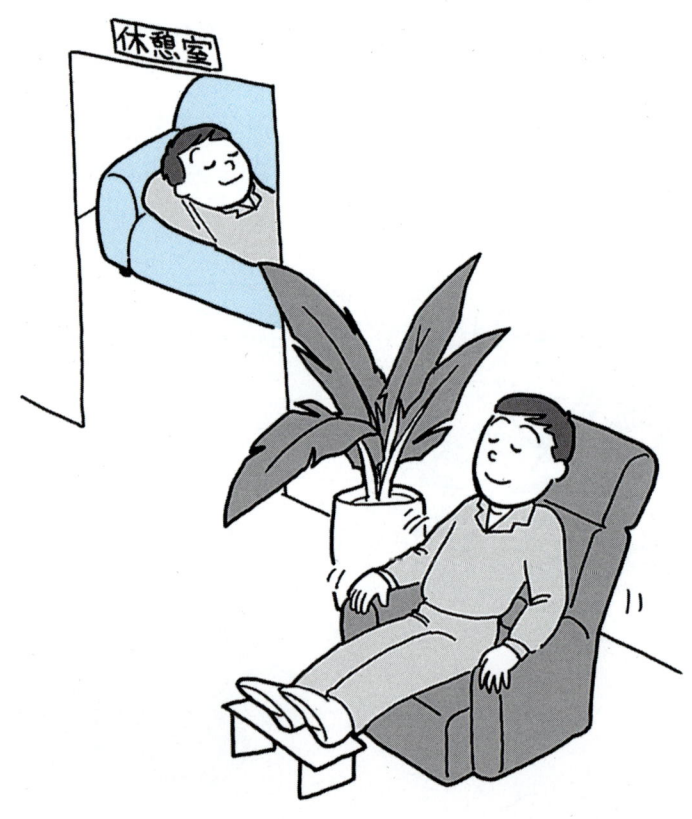

第3章
仕事のしかたの改善

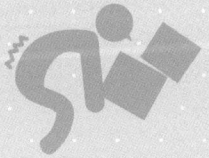

1. 自動化・省力化

　人力による作業を極力少なくするように，機械化や自動化をはかります。また，補助用の機器や道具を使ったり，介護・看護などでは，リフトやスライディングボードなどの福祉用具を導入して，腰部に著しく負担のかかる仕事を減らしましょう。

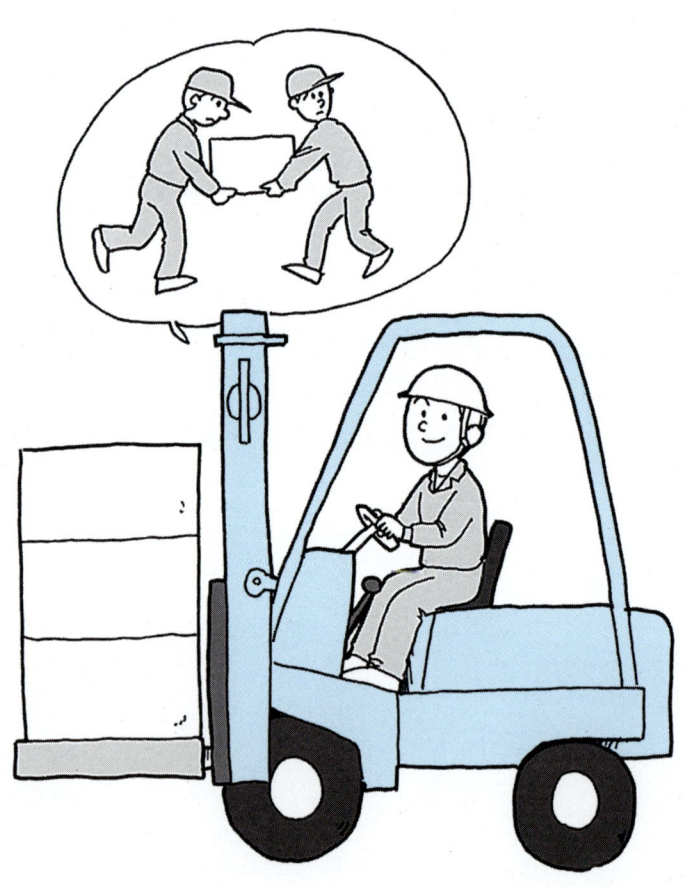

第3章　仕事のしかたの改善

2．作業姿勢・動作

　どんな姿勢が楽で働きやすいか，どんな動作が腰部の負担を減らすことができるかをいつも考えて仕事をしましょう。良くない姿勢はなるべく避けます（1回の油断が腰痛を起こします）。

　同じ姿勢や動作は，たびたび繰り返すと腰の負担となります。長時間同じ姿勢をとらないようにしましょう。

① 　正面を向いて（対象物等に正対して，視線を合わせて）作業をする
② 　身体を支える台・腰当て・椅子などを利用する
③ 　作業台や椅子の高さは，肘の曲げ角度がおよそ90度になるように調整する
④ 　重いもの・扱いにくいものを運ぶときは，あらかじめその気になって（こころの構え），体位もそれに適した構え（からだの構え）をして始める
⑤ 　持ち上げ・押す・引くなどの動作は，膝を軽く曲げ，下腹部に力を入れながら行う
⑥ 　転倒やすべりを防ぐため，足元や周囲の安全を確認し，安定した姿勢で作業をする

などを心がけましょう。

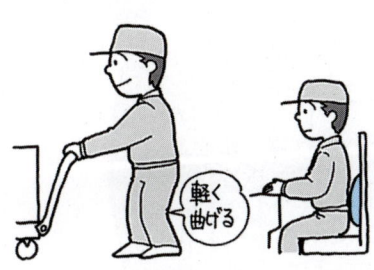 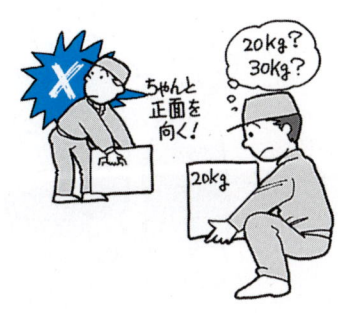

3. 作業の実施体制

　作業に従事する労働者の数，作業内容，作業時間，取り扱う重量，などを適切に割り当てます。特に腰部に負担のかかる作業は，無理に1人で行わず，複数の作業者で行うようにしましょう。その際，人員の配置は，作業者の健康状態，特性（年齢，性別，体格，体力など），技能，経験などを考えて行います。

4. 作業標準・マニュアル

　腰部に負担のかかる作業は，作業ごとに，作業時間，作業量，仕事の手順，姿勢や動作の注意，機械や道具の点検と使用方法，同僚との共同作業のやり方，小休止・休息の取り方，作業前の体操などをあらかじめ決めて安全作業マニュアルを作成し，それを職場と作業者によく知らせておきます。我流はケガのもとです。これらの作業マニュアルは，画一的でなく職場や作業者の状態（健康状態や特性，技能・経験）を考慮するものとし，定期的にあるいは設備変更時などのたびに見直して，必要があれば改善します。

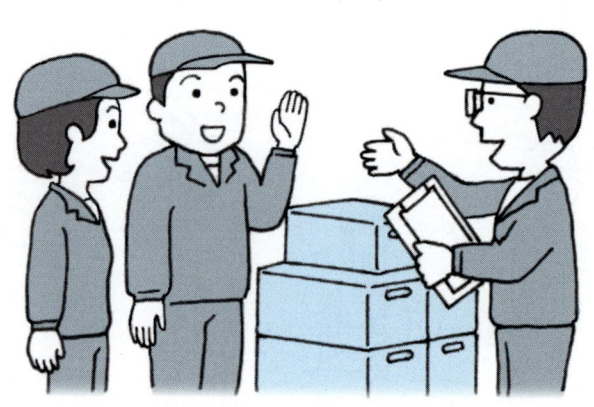

5. 休憩　作業の組合せ・作業量

　休憩は，疲れきってから取るのではなく，疲れる前か一定の時間ごとに取ることが大切です。休憩の時は，くつろいだ気分で仕事で疲れた体の部分を休ませ，全身の筋肉を均等にほぐすように心がけます。作業の内容によって，座ったり，横になったり，軽い運動や体操をしたり，体を温めたりすることができるようにします。

　不自然な姿勢をとる時間が多い作業や同じ動作の繰り返しによる作業が多い場合は，腰に負担の少ないほかの作業と組み合わせるようにしましょう。

　夜勤や交替勤務では，作業量が昼間における同じ作業の作業量を下回るようにし，休憩や仮眠が取れるようにしましょう。

　過労を引きを起こす長時間勤務はさけましょう。

　作業終了時には，丁寧にストレッチングをしましょう。入浴も効果的です。

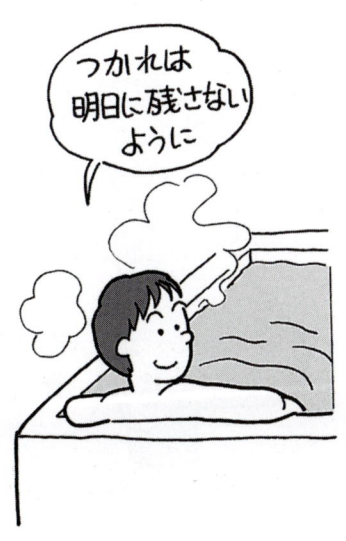

6. 服装・靴　補装具

　手足や体が動きやすいよう，ゆったりめで，保温性や吸湿性のある服装を着用しましょう。靴は，足に合い，底に弾力性があり，滑りにくいものを履きましょう。サンダル，ハイヒールは履かないようにします。
　腰部保護ベルトの効果は個人によって異なるため，効果を把握し個人ごとに使用の適否を判断しましょう。
　作業で必要があれば，安全靴，手袋，ヘルメットなどを装着します。

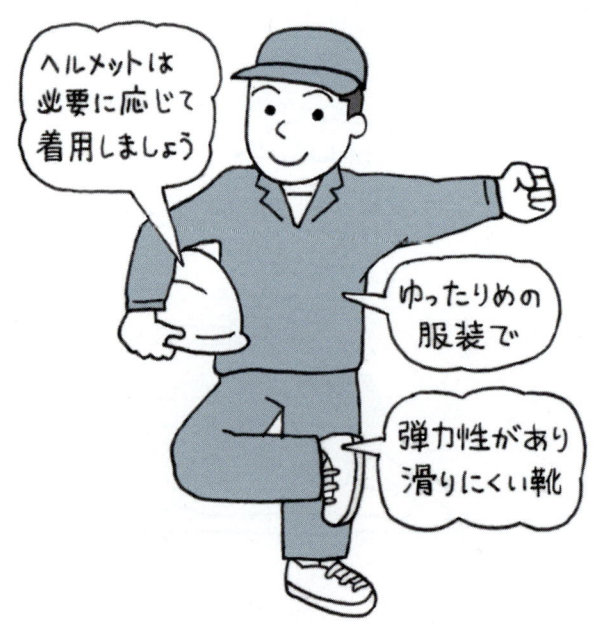

第4章

健康管理

1. 健康管理とその目的

　腰痛は，検査や診察をしてもはっきりした異常や数字などで示せる所見などがない場合が多く，誤解や早合点，不適切な措置などが行われることがあります。早期に正しい対処をするためにも，総合的でしかもきめこまやかな健康管理が必要です。

　腰痛の健康診断とそれに基づいた適正配置，腰痛者に対する措置，健康相談・指導・教育，健康づくり，環境や設備・作業のしかたの改善などを行うことにより，就労中の腰痛の発生を少なくすることができます。また，腰痛の症状を軽くしたり，再発を減らしたり，職場復帰を早くすることにもつながります。

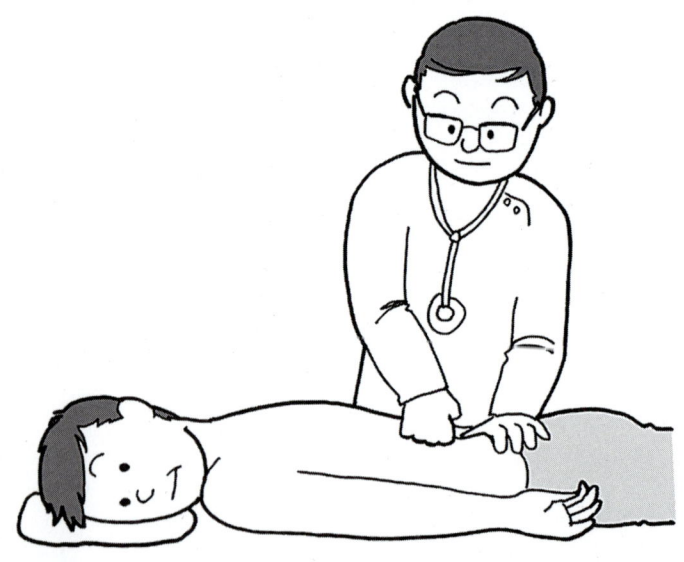

指針参照
P.101　参考1　腰痛健康診断　問診票（例）
P.103　参考2　腰痛健康診断　個人票（例）

2. 腰痛の健康診断

　腰痛の健康診断は，腰部に著しい負担のかかる作業に常時従事している重量物取扱い作業者や介護者・看護者などに対して，配置前とその後6カ月以内ごとに1回定期に実施します。

　健康診断の結果は，作業者個人の腰部の健康管理や作業方法の改善，作業時間の短縮など，就労上必要な措置に役立てるばかりでなく，職場全体の作業環境や作業方法の改善，健康づくり活動などにも活用することが大切です。そのためには，産業医・保健師・看護師，衛生管理者，職場の管理・監督者など，関係者間の連携プレーが必要です。

健康診断の体系

配置前健康診断
（雇入れ時・配置替え時）
◎既往歴・業務歴の調査
◎自覚症状の有無の検査
◎脊柱の検査
◎神経学的検査
◎脊柱機能検査
○画像診断・運動機能テスト等

定期健康診断
（6月以内ごとに1回）
◎既往歴・業務歴の調査
◎自覚症状の有無の検査
○脊柱の検査
○神経学的検査
○画像診断・運動機能テスト等

◎必ず行う項目
○必要に応じて行う項目

3. 職場復帰支援

　腰痛は，再発する可能性が高い疾病です。休業していた労働者が療養後に職場復帰するときには，産業医などの意見を十分に尊重して，必要に応じて重量物の取扱い，作業方法，作業時間などについて，就労上必要な措置を講じて，腰痛発生に関与する要因を職場から排除・低減し，本人の不安を解消するようにしましょう。

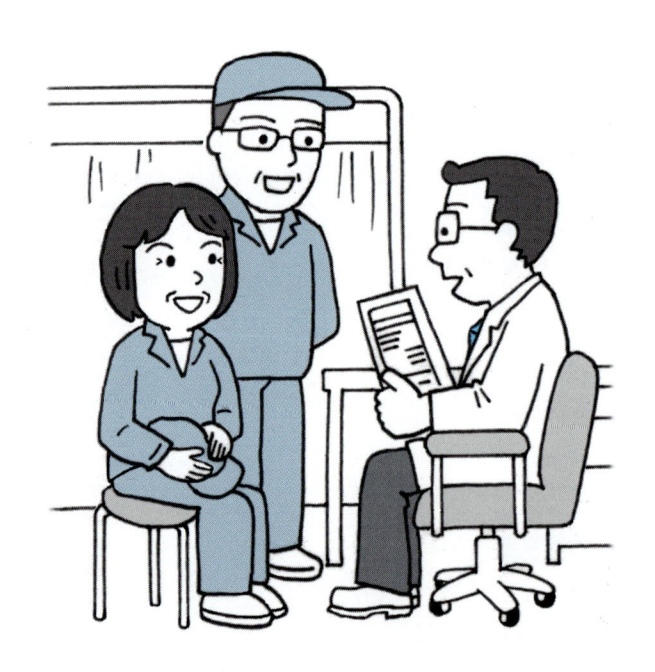

第4章 健康管理

4. 健康相談と療養指導

　腰痛は，作業のしかた，職場の環境条件，日常生活や運動などの習慣，年齢や体質・体力などの個人的条件などが相互に関係しておこる"多要因性疾患"です。したがって，健康相談や教育，腰痛者の療養指導などは，広い観点から総合的に実施することが大切です。睡眠不足の解消や，保温対策，体力づくり，栄養指導，喫煙・飲酒，健康的なストレスコントロールなどについても，取り組む必要があります。

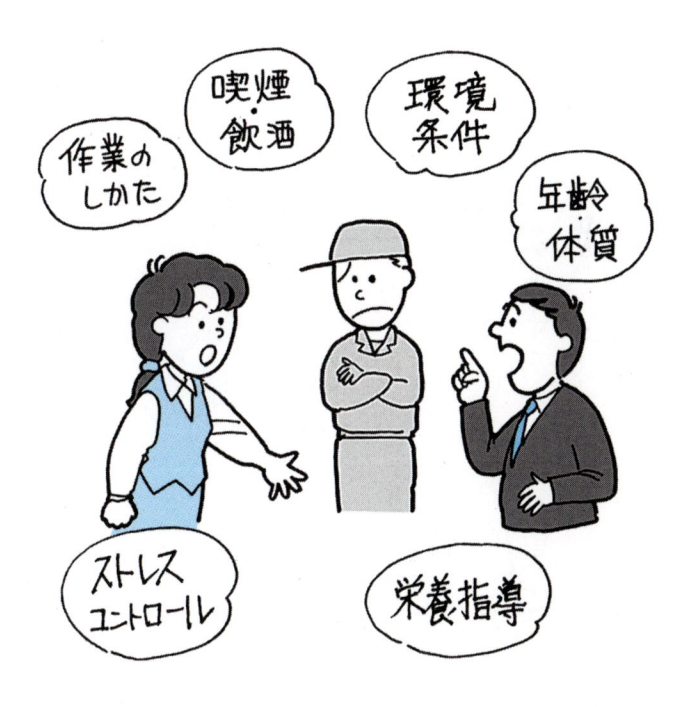

37

5. 腰痛予防体操

(1)体操はなぜよいか

　腰痛を防ぐには，腰部を中心とした腹筋，背筋，臀筋などの，筋肉の柔軟性を保ち，作業による疲労を回復しておくことが，大切です。腰痛のリスク（危険性）を少しでも減らすために，職場や家庭において，腰痛予防体操を行いましょう。

　作業開始前，作業中の小休止や休憩時間，作業終了後の整理体操として行うと効果的です。

　なお，痛みが生じたり，回復期でも痛みが残る場合には，医師と相談して行いましょう。

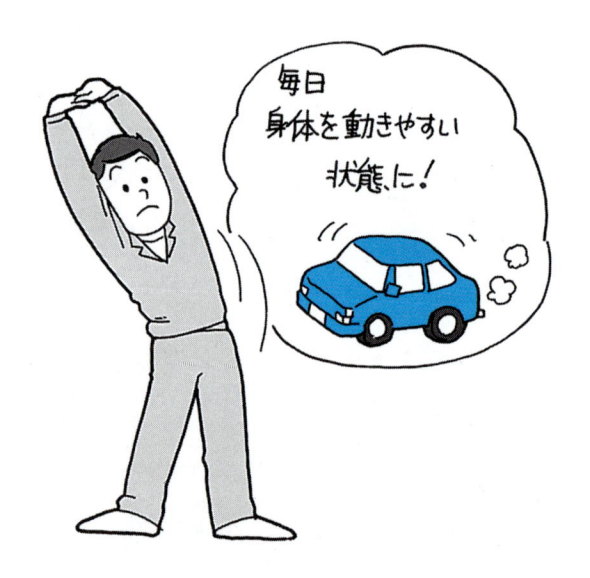

指針参照
P.105　参考3　事務作業スペースでのストレッチング（例）
P.121　参考7　介護・看護作業等でのストレッチング（例）
P.125　参考9　車両運転等の作業でのストレッチング（例）

(2)ストレッチング

　腰痛予防体操の基本は，ストレッチングです。特に，筋肉を伸ばした状態で静止する，静的なストレッチングは，筋肉への負担が少なく，安全に疲労を回復し，柔軟性，リラクセーションの効果を高めることができます。それぞれの腰痛などの健康状態に応じて，無理のない範囲で実施しましょう。

効果的な静的ストレッチングのポイント

① 息を止めずにゆっくりと吐きながら伸ばしていく
② 反動・はずみはつけない
③ 伸ばす筋肉を意識する
④ 張りを感じるが痛みのない程度まで伸ばす
⑤ 20秒から30秒伸ばし続ける
⑥ 筋肉を戻すときはじっくりじわじわ戻っていることを意識する
⑦ 一度のストレッチングで1回から3回ほど伸ばす

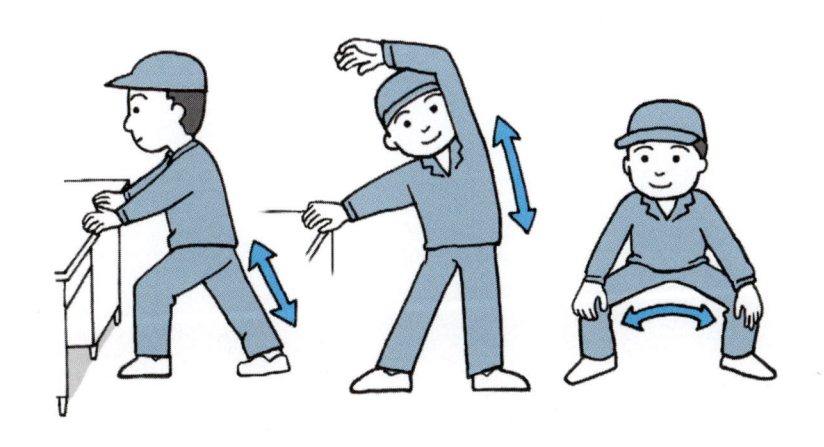

第 5 章
労働衛生教育など

1. 腰痛予防教育にリスクアセスメントを取り入れましょう

　身近でよく起きる腰痛ですが，腰痛の医学や衛生に関する知識は意外に知られていません。また，予防のためには仕事や生活の改善が不可欠ですが，これらは思うほど簡単にはできません。作業者をはじめ，事業者や管理監督者みんなが理解し，協力することが腰痛予防の第一歩です。

　教育は，腰痛の発生状況および原因，腰痛発症リスクの低減策，腰痛予防体操について，職場や作業者の状況を十分に考慮した内容のものとなるように計画します。

　また，次章で解説するリスクアセスメントについて，腰痛発生要因の特定，リスクの見積り方法，腰痛発生リスクの低減対策といった手順について教育を行います。

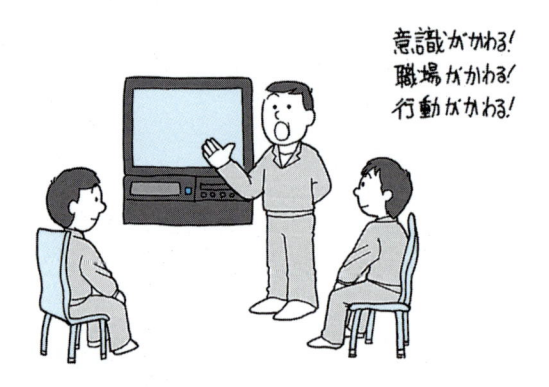

2. サポート体制を整えましょう

　腰痛には，心理・社会的要因も原因の一つとなることから，精神的ストレスを蓄積しないよう，上司や同僚の支援や，腰痛による休業を受け入れる環境づくり，職場復帰時の支援，相談窓口をもうけるなどの体制を整えます。

3. 日常生活の留意点

　腰痛予防には，職場内の対策だけではなく，日常生活の過ごし方が，大きく関わってきます。労働者の腰痛予防の意識が高まるよう，教育や指導を行いましょう。

○十分な睡眠，入浴などによる保温，自宅でのストレッチング
　→　全身の筋肉をほぐし疲労回復
○喫煙　→　末梢血管を収縮させるため腰椎椎間板の代謝を低下させる
○適度な運動習慣　→　腰痛の発生リスクを低減させる
○バランスの取れた食事　→　全身の疲労・老化防止
○休日には疲労が蓄積するようなことはさけ，疲労回復・気分転換

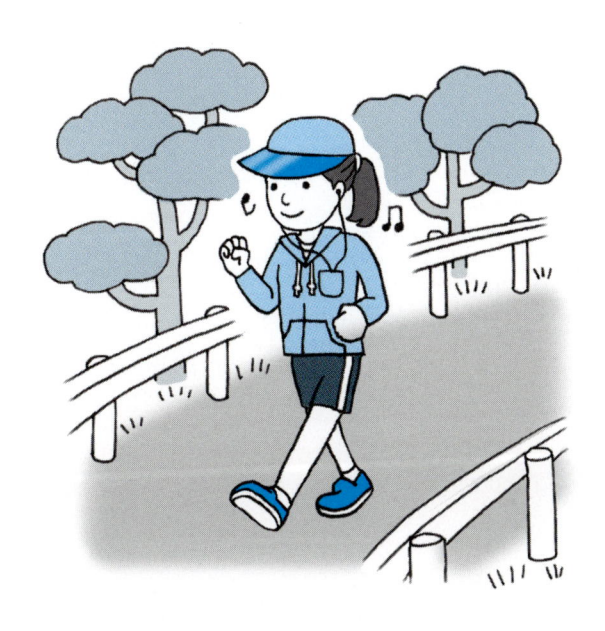

第6章

リスクアセスメントと労働安全衛生マネジメントシステム

1. リスクアセスメント

　リスクアセスメントとは，職場にあるさまざまな危険の芽（リスク）を洗い出し，それにより起こる労働災害リスクの大きさ（重篤度と発生の可能性）を見積もり，優先順位を設定し対策を行っていく手法です。

　腰痛を発生させるリスクは，動作要因，環境要因，個人的要因，心理・社会的要因とさまざまです。作業の種類，職場によっても異なります。したがって，腰痛予防対策についても，このリスクアセスメントの手法を取り入れて，腰痛を発生させる職場のリスクを見積もり，その大きさに基づきリスクを低減するための対策を講じます。その際に講じる対策の費用対効果はどうか，実行可能かといった検討を行い，優先順位を決めて行っていくことが重要です。

　具体的にリスクアセスメントを実施していくにあたっては，指針に示されているチェックリストなどを参考に，リスクの見積りを行っていきます。各職場の状況にあわせたチェックリストを作成し，進めていくとよいでしょう。

リスクアセスメントの進め方

危険性又は有害性の特定
↓
特定された危険性又は有害性ごとのリスクの見積り
↓
見積りに基づくリスクを低減させるための
優先度の設定及びリスク低減措置の内容の検討
↓
優先度に対応したリスク低減措置の実施

指針参照
P.107　参考4　介護作業者の腰痛予防対策チェックリスト

2. 労働安全衛生マネジメントシステム

　労働安全衛生マネジメントシステムは，トップにより安全衛生の方針の表明と目標設定を行い，リスクアセスメントの結果等を踏まえ，「計画を立て（Plan）」→「計画を実施し（Do）」→「実施結果を評価し（Check）」→「評価を踏まえて見直し，改善をする（Act）」という一連のサイクル（PDCA）によって，事業の実施と一体となって，継続的かつ体系的に安全衛生対策に取り組むことです。

　職場で腰痛を予防するには，作業環境管理，作業管理，健康管理，労働衛生教育を組み合わせて，総合的に進めていくことが求められます。対策には，人材や予算も必要となります。また，腰痛を発生させる要因の変化に対応することも必要であり，継続して対策に取り組んでいかなければなりません。

　こうしたことから考えると，腰痛予防対策においても，労働安全衛生マネジメントシステムの一連のサイクルにおいて，事業を行う上での管理と一体となって進めていくことが，極めて効果的なのです。

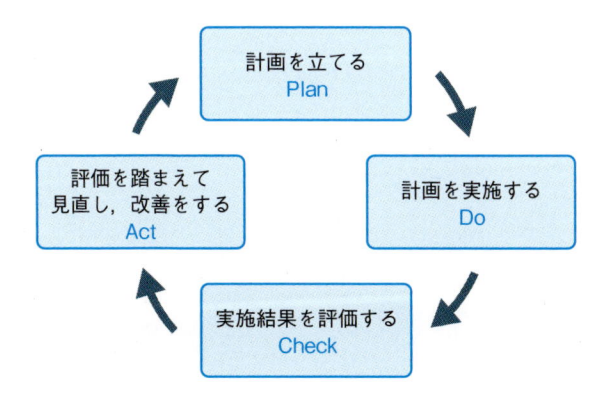

第7章
作業態様別の留意点

1. 重量物を取り扱う作業

　機械化・省力化を第一とし，重量や荷姿，取扱い姿勢・動作，作業時間，小休止・休息，複数での作業などに留意します。

① 　自動化・省力化を進める。作業者は，動力装置（例：自動搬送装置，リフターなど）や補助用具（例：台車など）等に慣れて使いこなす。
② 　人力のみで取り扱うときの目安の重量は，満18歳以上の男性は体重の約40％以下，満18歳以上の女性は男性の60％ぐらいまで。これは，環境・設備，作業時間，取扱い頻度などにより異なる。この重量を超えるものについては，身長差の少ない2人以上で行い，均一に重量がかかるようにする。
　　女性労働基準規則では，満18歳以上の女性が，断続作業30kg，継続作業20kg以上の重量物を取り扱うことを禁じている。
③ 　荷姿，重量や重心の表示に留意する。

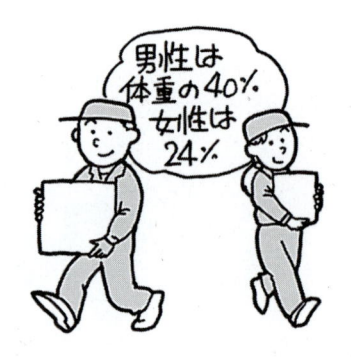

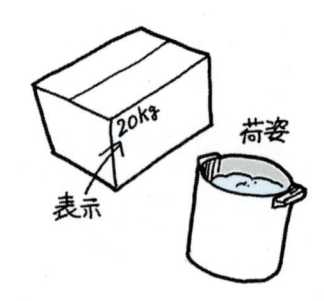

④　危険な動作は，持ち上げる，押す・引く，持ち上げてひねるなど。対象物に身体を近づける上下の移動・運搬距離・ひねり動作を最小にするのが第一。

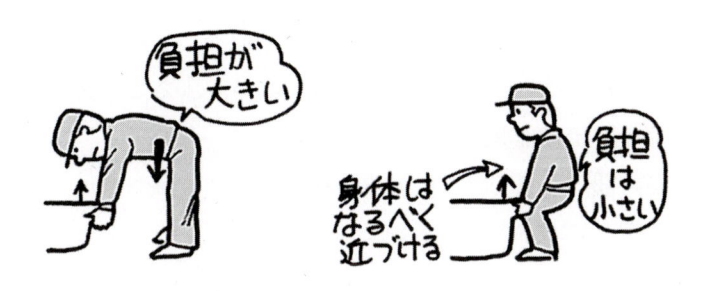

⑤　取扱い回数・時間を短くし，小休止・休息を適度に差しはさむ。
⑥　作業標準をつくる。
⑦　長時間車両運転をした直後は，いったん小休止やストレッチングを行い，その後で重量物の積みおろし作業を行う。

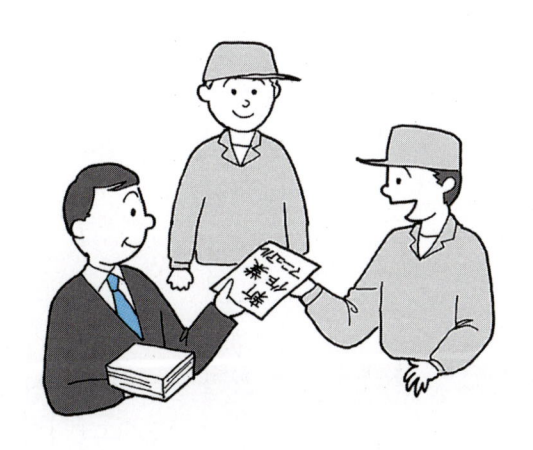

2. 立ち作業

長い時間続く立位での作業では，次の注意が必要です。

① 作業者が前かがみや反りすぎる（過伸展）姿勢にならないように，機械や設備，作業台の配置や高さ，広さを工夫する。
② 他の腰掛け作業等と組み合わせる。
③ 長時間の作業では，角度等の調整ができる背当て付きの椅子を配置し，ときどき腰掛けて休めるようにする。
④ 腰当て，片足置き台などを使用する。
⑤ おおむね1時間に1，2回程度の小休止や休息をとり，下肢の屈伸運動やマッサージなどをする。
⑥ クッション性のある作業靴やマットを利用する。
⑦ 寒冷下では，筋肉が緊張しやすくなるため，冬期は足元の温度に配慮する。

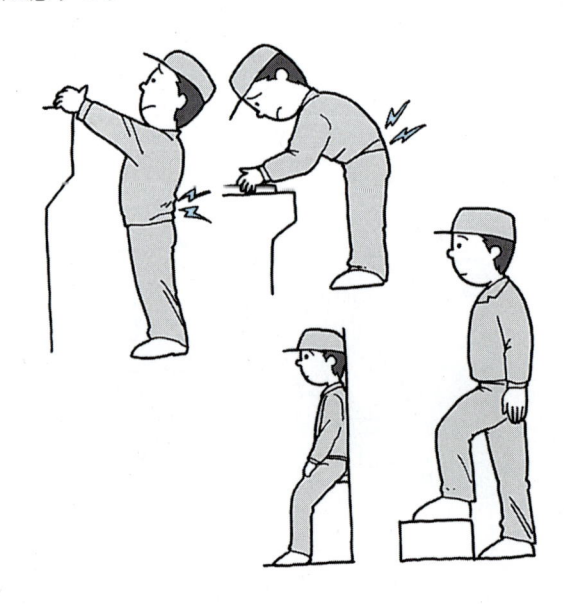

第7章　作業態様別の留意点

3. 座り作業

　座り作業は椅子や座り方，作業内容によっては，椎間板の内圧を高め腰痛を起こしやすくします。

① 身体に合った安定性のある良い椅子を使う。
② 机や作業台の高さや角度，椅子との距離は，調節できるようにする。
③ 作業時は履物の足裏が床面に接する姿勢とし，下肢が自由に動かせるように，足元を広くとる。
④ ときどき立ち上がって腰を伸ばしたり，歩いたりする。
⑤ 作業域は，不自然な姿勢を強いられない範囲とし，肘を基点として円を描いた範囲に作業対象物を配置する。
⑥ 床に直接座る座作業は，なるべく避けるか時間を短くする。あぐらをかくときは，おしりに座布団などを当てて臀部を持ち上げたり背もたれを使う。

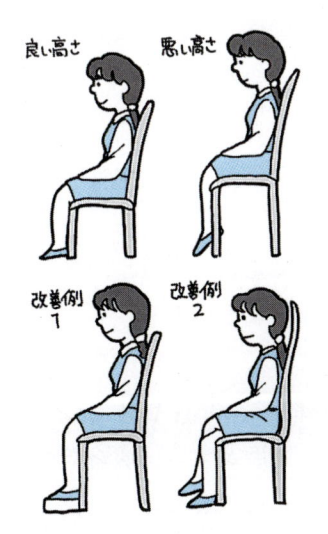

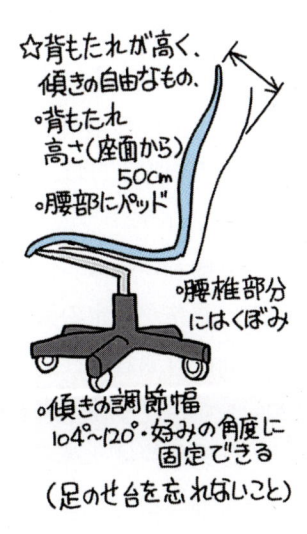

4. 福祉・医療分野等の介護・看護作業

　介護・看護作業での腰痛の発生要因には，重量，姿勢，被介護者との関係，人力と機械・道具との共存のほか，作業環境，組織体制や，心理・社会的要因など，いろいろな要素があり，状況に応じた対策が必要です。リスクアセスメントの手法を取り入れ，腰痛発生の要因を把握して，リスクを評価し，リスク低減対策の検討をして，対策を進めていきましょう。また，こうした対策は必要に応じて見直しを行い，継続的に取り組みます。

① 介護対象者の残存機能を踏まえた介護・看護方法をとる。
② 施設・設備の整備や福祉用具（機器・道具）を積極的に使用する。
③ 人間工学の知識と技術を活用する。特に，室，浴槽，ベッド，搬送機器などの構造や配置，高さ，補助器具の利用などに配慮する。
④ 同じ姿勢を続けることや，中腰の動作，不自然な姿勢を減らす。小刻みな小休止や他の作業と組み合わせる。
⑤ ベッドから車椅子への移乗，入浴などの介助で，全介助が必要な人の抱上げは，原則として人力では行わず，福祉用具を利用して行う。
⑥ 労働者の数は，作業の状況に応じて適正に配置し，負担の大きい業務が特定の労働者に集中しないようにする。
⑦ 介護対象者，作業ごとに，職場に応じた作業標準をつくる。
⑧ くつろげる休憩室を設ける。
⑨ 作業環境は，適切な温度，湿度，照度とする。通路や各部屋は十分な広さとし，移動の障害となる段差をなくす。

第7章　作業態様別の留意点

⑩　長時間労働や夜勤で，腰部の負担を感じている場合，勤務形態などの見直しを行う。

⑪　腰への負担の少ない介護・看護作業の仕方やストレッチング方法など，腰痛予防のために必要な知識の教育を定期的に行う。

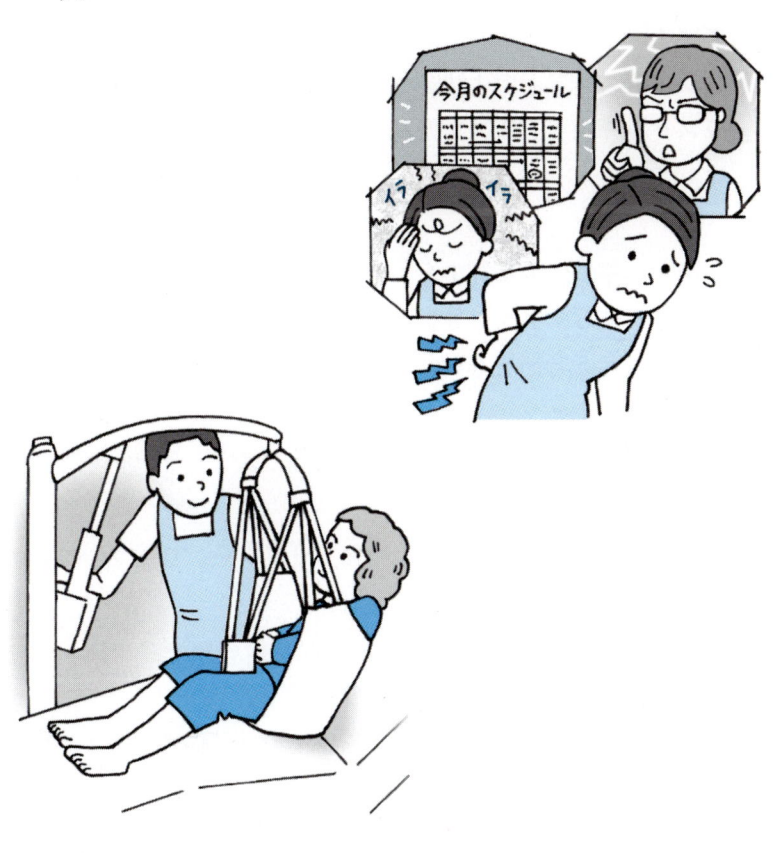

指針参照
P.107　参考4　介護作業者の腰痛予防対策チェックリスト
P.114　参考5　介護・看護作業等におけるアクション・チェックリスト（例）
P.116　参考6　作業標準の作成例（施設介護，訪問介護）
P.121　参考7　介護・看護作業等でのストレッチング（例）

5. 車両運転等の作業

　長時間の運転は，椅座位による腰椎への負荷，振動や荷物の積みおろし作業等の負荷，作業場の環境に加えて，組織体制や，心理・社会的要因などさまざまな要因が重なって，腰痛が発生しやすくなっています。

　リスクアセスメントの手法を取り入れ，腰痛発生の要因を把握して，リスクを評価し，リスク低減対策の検討をして，対策を進めていきましょう。

① 座席に深く，腰と背中をしっかり支持して座る。
② 振動を減らすクッションなどを使用する。
③ 一連続運転時間を適切にし，適宜，車両から降りて小休止・休息をとる。
④ 小休止・休息中に，背伸び・下肢等のストレッチング等をする（積極的休息）。
⑤ 積みおろし作業等に適した設備（リフター，ローラーコンベヤーなど）を利用する。
⑥ 長時間運転直後には，重量物を取り扱わない。小休止・休息，ストレッチングを行ったあとに行う。
⑦ フォークリフトなどの構内運転作業では，路面やレイアウトを改善する。
⑧ 動きやすい作業服，滑りにくい靴などを着用する。

第 7 章 作業態様別の留意点

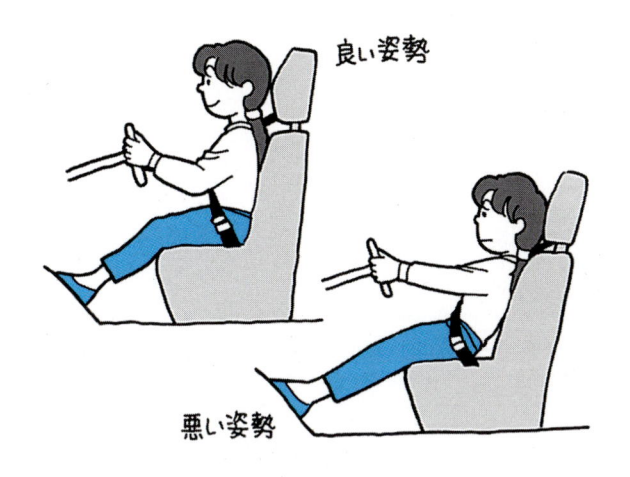

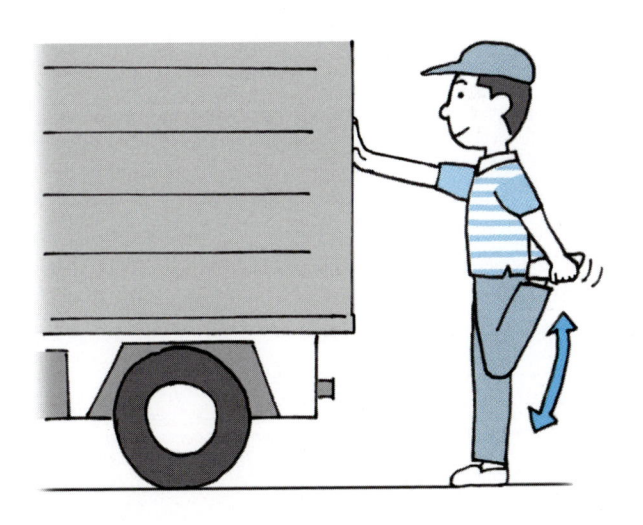

良い姿勢

悪い姿勢

指針参照
P.123 参考 8 車両運転等の作業におけるアクション・チェックリスト（例）
P.125 参考 9 車両運転等の作業でのストレッチング（例）

第8章

資料

基発 0618 第 1 号
平成 25 年 6 月 18 日

職場における腰痛予防対策指針及び解説

【指針】

1 はじめに

職場における腰痛は，特定の業種のみならず多くの業種及び作業において見られる。

腰痛の発生要因には，腰部に動的あるいは静的に過度の負担を加える動作要因，腰部への振動，温度，転倒の原因となる床・階段の状態等の環境要因，年齢，性，体格，筋力，椎間板ヘルニア，骨粗しょう症等の既往症又は基礎疾患の有無等の個人的要因，職場の対人ストレス等に代表される心理・社会的要因がある。

腰痛の発生要因は，このように多元的であるほか，作業様態や労働者等の状況と密接に関連し，変化することから，職場における腰痛を効果的に予防するには，労働衛生管理体制を整備し，多種多様な発生要因によるリスクに応じて，作業管理，作業環境管理，健康管理及び労働衛生教育を総合的かつ継続的に，また事業実施に係る管理と一体となって取り組むことが必要である。

本指針は，このような腰痛予防対策に求められる特性を踏まえ，リスクアセスメントや労働安全衛生マネジメントシステムの考え方を導入しつつ，労働者の健康保持増進の対策を含め，腰痛予防対策の基本的な進め方について具体的に示すものである。

事業者は，労働者の健康を確保する責務を有しており，トップとして腰痛予防対策に取り組む方針を表明した上で，安全衛生担当者の役割，責任及び権限を明確にしつつ，本指針を踏まえ，各事業場の作業の実態に即した対策を講ずる必要がある。

なお，本指針では，一般的な腰痛の予防対策を示した上で，腰痛の発生が比較的多い次に掲げる(1)から(5)までの５つの作業における腰痛の予防対策を別紙に示した。

(1) 重量物取扱い作業
(2) 立ち作業
(3) 座り作業
(4) 福祉・医療分野等における介護・看護作業
(5) 車両運転等の作業

【解説】

「1 はじめに」について

(1) 職場における腰痛

一般に，腰痛には，ぎっくり腰（腰椎ねん挫等），椎体骨折，椎間板ヘルニア，腰痛症等がある。

腰痛に密接な関連がある身体の構造として，脊椎の各椎体の間に軟骨である椎間板があり，これが脊椎の動きに際してクッションの働きをしている。また，椎体の周囲に椎間関節，じん帯及び筋肉があり，脊柱を支えている。腰痛は，これらの構造に障害が起きた場合に発生する。

　なお，腰痛は，単に腰部の痛みだけではなく，臀部から大腿後面・外側面，さらには，膝関節を越えて下腿の内側・外側から足背部・足底部にわたり痛み，しびれ，つっぱり等が広がるものもある。このことから，本指針における腰痛とは，これらの部位の痛みやしびれ等も含むものとする。

(2) 腰痛の発生要因

　腰痛の発生要因は，次のイ～ニのように分類され，動作要因，環境要因，個人的要因のほか，心理・社会的要因も注目されている。職場で労働者が実際に腰痛を発生させたり，その症状を悪化させたりする場面において，単独の要因だけが関与することは希で，いくつかの要因が複合的に関与している。

　イ　動作要因

　　動作要因には，主として次のようなものがある。

　　(イ)　重量物の取扱い

　　　重量物の持上げや運搬等において強度の負荷を腰部に受けること。

　　(ロ)　人力による人の抱上げ作業

　　　介護・看護作業等の人力による人の抱上げ作業において腰部に大きな負荷を受けること。

　　(ハ)　長時間の静的作業姿勢（拘束姿勢）

　　　立位，椅座位等の静的作業姿勢を長時間とること。

　　(ニ)　不自然な姿勢

　　　前屈（おじぎ姿勢），ひねり及び後屈ねん転（うっちゃり姿勢）等の不自然な作業姿勢をしばしばとること（ロの環境要因が原因で，こうした姿勢が強いられることもある。）。

　　(ホ)　急激又は不用意な動作

　　　物を急に持ち上げるなど急激又は不用意な動作をすること（予期しない負荷が腰部にかかるときに，腰筋等の収縮が遅れるため身体が大きく動揺して腰椎に負担がかかる。）。

　ロ　環境要因

　　環境要因には，主として次のようなものがある。

　　(イ)　振動

　　　車両系建設機械等の操作・運転により腰部と全身に著しく粗大な振動を受けることや，車両運転等により腰部と全身に長時間振動を受けること。

　　(ロ)　温度等

　　　　寒冷な環境（寒冷反射による血管収縮が生じ，筋肉が緊張することで十分な血流が保たれず，筋収縮及び反射が高まる）や多湿な環境（湿度が高く，汗の発散が妨げられると疲労しやすく，心理的負担も大きくなる。）に身体を置くこと。
　　(ハ)　床面の状態
　　　　滑りやすい床面，段差等があること（床面，階段でスリップし，又は転倒すると，労働者の腰部に瞬間的に過大な負荷がかかり，腰痛が発生することがある。）。
　　(ニ)　照明
　　　　暗い場所で作業すること（足元の安全の確認が不十分な状況では転倒や踏み外しのリスクが高まる。）。
　　(ホ)　作業空間・設備の配置
　　　　狭く，乱雑な作業空間，作業台等が不適切な配置となっていること（作業空間が狭く，配置が不適切で整っていないと，不自然な姿勢が強いられたり，それらが原因で転倒するなど，イの動作要因が生じる。）。
　　(ヘ)　勤務条件等
　　　　小休止や十分な仮眠が取りにくい，勤務編成が過重である，施設・設備が上手く使えない，一人で勤務することが多い，就労に必要な教育・訓練を十分に受けていないことなど（強い精神的な緊張度を強いられ，ニの心理・社会的要因が生じる。）。
ハ　個人的要因
　　個人的要因には，主として次のようなものがある。
　　(イ)　年齢及び性
　　　　年齢差や性差（一般的に，女性は男性よりも筋肉量が少なく体重も軽いことから，作業負担が大きくなる。）。
　　(ロ)　体格
　　　　体格と，作業台の高さ，作業空間等とが適合していないこと。
　　(ハ)　筋力等
　　　　握力，腹筋力，バランス能力等（年齢によって変化する。一般的に，女性は男性よりも筋肉量が少ない。）。
　　(ニ)　既往症及び基礎疾患
　　　　椎間板ヘルニアや腰部脊柱管狭窄症，圧迫骨折等の腰痛の既往症，血管性疾患，婦人科疾患，泌尿器系疾患等の基礎疾患があること。
ニ　心理・社会的要因
　　仕事への満足感や働きがいが得にくい，上司や同僚からの支援不足，職場での対人トラブル，仕事上の相手先や対人サービスの対象者とのトラブル等。また，労働者の能力と適性に応じた職務内容となっておらず，過度な長時間労働，過重な疲労，心理的負荷，責任

(3) 労働衛生管理

　腰痛の発生要因は複数存在することから，単独の予防対策だけでは，また，個別的に各予防対策を行うのでは，腰痛の発生リスクを効果的に軽減することは難しい。したがって，腰痛予防のための労働衛生管理が適正に行われるためには，事業者が各事業場における労働衛生管理体制を整備した上で，3管理（作業管理，作業環境管理，健康管理）と1教育（労働衛生教育）を総合的に実施していくことが重要となる。また，腰痛の発生要因は，多岐に渡るため順次その解消を図っていくことが必要であるほか，作業様態や労働者等の状況と密接に関連し，それらとともに変化していくものである。そのため，職場での腰痛予防対策は，継続的に実施する必要がある。

　さらに，腰痛の発生要因は，作業によって多種多様であり，腰痛予防対策を進めるに当たっては，それぞれの事業場で実際に行われている作業に潜むリスクを洗い出し，そうした作業とそのリスクに即した取り組みを行う必要がある。

　実際にこうした労働衛生管理を行うに当たっては，事業者がトップとしての方針を表明した上で，安全衛生の担当者の役割，責任及び権限を明確にすることが重要である。また，一定規模以上の事業場では，衛生委員会，総括安全衛生管理者，産業医，衛生管理者等を中心に取り組むこととなる。

　以上のように対策を進めて行くに当たっては，リスクアセスメントの手法や労働安全衛生マネジメントシステムの考え方を導入することが有効となる。

　なお，必要に応じ，労働衛生コンサルタント，保健師・看護師，その他労働衛生業務に携わる者等，事業場外部の専門家と連携することも有効である。

【指針】

2　作業管理

(1) 自動化，省力化

　腰部に負担のかかる重量物を取り扱う作業，人を抱え上げる作業，不自然な姿勢を伴う作業では，作業の全部又は一部を自動化することが望ましい。それが困難な場合には，負担を減らす台車等の適切な補助機器や道具，介護・看護等においては福祉用具を導入するなどの省力化を行い，労働者の腰部への負担を軽減すること。

(2) 作業姿勢，動作

　労働者に対し，次の事項に留意させること。

　イ　前屈，中腰，ひねり，後屈ねん転等の不自然な姿勢を取らないようにすること。適宜，前屈や中腰姿勢は膝を着いた姿勢に置き換え，ひねりや後屈ねん転は体ごと向きを変え，正面を向いて作業することで不自然な姿勢を避けるように心がける。また，

作業時は，作業対象にできるだけ身体を近づけて作業すること。
　ロ　不自然な姿勢を取らざるを得ない場合には，前屈やひねり等の程度をできるだけ小さくし，その頻度と時間を減らすようにすること。また，適宜，台に寄りかかり，壁に手を着き，床に膝を着く等をして身体を支えること。
　ハ　作業台や椅子は適切な高さに調節すること。具体的には，立位，椅座位に関わらず，作業台の高さは肘の曲げ角度がおよそ90度になる高さとすること。また，椅子座面の高さは，足裏全体が着く高さとすること。
　ニ　立位，椅座位等において，同一姿勢を長時間取らないようにすること。具体的には，長時間の立位作業では，片足を乗せておくことのできる足台や立位のまま腰部を乗せておくことのできる座面の高い椅子等を利用し，長時間の座位作業では，適宜，立位姿勢を取るように心がける。
　ホ　腰部に負担のかかる動作では，姿勢を整え，かつ，腰部の不意なひねり等の急激な動作を避けること。また，持ち上げる，引く，押す等の動作では，膝を軽く曲げ，呼吸を整え，下腹部に力を入れながら行うこと。
　ヘ　転倒やすべり等の防止のために，足もとや周囲の安全を確認するとともに，不安定な姿勢や動作は取らないようにすること。また，大きな物や重い物を持っての移動距離は短くし，人力での階段昇降は避け，省力化を図ること。
(3)　作業の実施体制
　イ　作業時間，作業量等の設定に際しては，作業に従事する労働者の数，作業内容，作業時間，取り扱う重量，自動化等の状況，補助機器や道具の有無等が適切に割り当てられているか検討すること。
　ロ　特に，腰部に過度の負担のかかる作業では，無理に1人で作業するのではなく，複数人で作業できるようにすること。また，人員配置は，労働者個人の健康状態（腰痛の有無を含む。），特性（年齢，性別，体格，体力，等），技能・経験等を考慮して行うこと。健康状態は，例えば，4の(1)の健康診断等により把握すること。
(4)　作業標準
　イ　作業標準の策定
　　　腰痛の発生要因を排除又は低減できるよう，作業動作，作業姿勢，作業手順，作業時間等について，作業標準を策定すること。
　ロ　作業標準の見直し
　　　作業標準は，個々の労働者の健康状態・特性・技能レベル等を考慮して個別の作業内容に応じたものにしていく必要があるため，定期的に確認し，また新しい機器，設備等を導入した場合にも，その都度見直すこと。
(5)　休憩・作業量，作業の組合せ等

イ　適宜，休憩時間を設け，その時間には姿勢を変えるようにすること。作業時間中にも，小休止・休息が取れるようにすること。また，横になって安静を保てるよう十分な広さを有し，適切な温度に調節できる休憩設備を設けるよう努めること。

ロ　不自然な姿勢を取らざるを得ない作業や反復作業等を行う場合には，他の作業と組み合わせる等により，当該作業ができるだけ連続しないようにすること。

ハ　夜勤，交代勤務及び不規則勤務にあっては，作業量が昼間時における同一作業の作業量を下回るよう配慮し，適宜，休憩や仮眠が取れるようにすること。

ニ　過労を引き起こすような長時間勤務は避けること。

(6)　靴，服装等

イ　作業時の靴は，足に適合したものを使用すること。腰部に著しい負担のかかる作業を行う場合には，ハイヒールやサンダルを使用しないこと。

ロ　作業服は，重量物の取扱い動作や適切な姿勢の保持を妨げないよう，伸縮性，保温性，吸湿性のあるものとすること。

ハ　腰部保護ベルトは，個人により効果が異なるため，一律に使用するのではなく，個人毎に効果を確認してから使用の適否を判断すること。

【解説】

「2　作業管理」について

(1)　自動化，省力化

　　未熟練労働者及び女性・高齢者等を考慮して，重量物取扱い作業等の腰部に著しい負担のかかる作業については，作業の全部又は一部の自動化を推進することが望ましい。

　　自動化が困難な部分は，対象の性状や作業手順等に詳しい現場の労働者等の意見を参考に，運搬物の軽量化を行う，一部機械化する（負担を減らす台車等の適切な補助機器や道具，介護・看護作業等においては福祉用具（機器や道具）を導入する）など，省力化を行うことが必要である。

(2)　作業姿勢，動作

イ　「不自然な姿勢」には，上半身が前傾する前屈姿勢，膝関節を曲げて立つ中腰姿勢，上半身と下半身の向きが異なるひねり姿勢,体幹を後方に傾けながらねじる後屈ねん転姿勢，しゃがむ・かがむ等の姿勢が含まれる。

ロ　不自然な姿勢を取らざるを得ない場合には,腰にかかる負担をできるだけ減らすために，前屈の角度やひねりの程度を小さくするとともに，不自然な姿勢を取る頻度と時間を少なくする。また，腰にかかる力を分散させるため，手，肘，体幹，膝などを手すり，壁，床等に着いて支えるようにする。

ハ　労働者が自然な姿勢で作業対象に正面を向いて作業ができるように，作業台等を適切な高さと位置に設置するとともに，十分な作業空間を確保する。作業台の高さは，緻密な作

業では高め，力を要する作業では低めが適切となることから，作業内容により適宜調節する。
　ニ　同一姿勢を長時間にわたり維持することは，腰部への負担を増加させていくため，休憩，小休止・休息，補助機器や道具等の配置，姿勢を変える等の工夫が必要である。また，同じ姿勢を維持したり同じ動作を反復したりするような作業態様をできるだけ避ける。反復の周期や回数等を考慮し，小休止・休息等の間隔を検討することが望ましく，適宜，自発的な小休止・休息が取れるようにする。
　ホ　「腰部に負担のかかる動作」には，物を持ち上げる・引く・押す，身体を曲げる・ひねる等の動作がある。急激な動作は，椎間板や筋肉等に衝撃的な力を及ぼし，これらを損傷させて腰痛を発生させることがある。持ち上げる動作では，腹圧をかけたときの方が腹圧をかけないときに比べて，腰椎にかかる負荷が小さい。
　　　「姿勢を整え」について，例えば，腰椎は無防備な後弯（猫背の姿勢）ではなく，腰椎の生理的な前弯（最大に腰椎を反った状態から少し戻し前弯が残っている状態）を保持した姿勢で作業することを習慣化させることがポイントとなる。
　ヘ　転倒やすべり等では，床に腰を打ち付けて痛めたり，転倒しないように不意に腰に力を入れて腰を痛めたりすることがある。転倒やすべり等が起きないよう，3の(3)により作業環境を整えるとともに，作業内容の見直し，作業姿勢や動作について個人の意識を高める等の注意が必要である。足下について視界が遮られたり，両手がふさがるような体積のかさばる物や重量物を持った階段昇降はできるだけ避け，エレベータ，クレーン，階段昇降機等を利用する。
(3) 作業の実施体制
　イ　腰部にかかる負担は，取り扱う重量や自動化の状況，作業時間等のほか，労働者の年齢，性別，体格，体力，さらには腰痛の程度等の個人的要因によって変化することにも注意し，作業密度，作業強度，作業量等が個々の労働者ごとに過大にならないよう配慮する。
　ロ　一つの重量物を運搬等するに当たって複数人で行えば，1人あたりの負荷は軽減される。しかし，作業する者同士の身長差や作業姿勢，対象の重心位置等により，腰部負担が大きくなることもある。複数人で一つの物を持つ場合は，同様の体格の者同士を組ませ，不自然な姿勢をとらせないようにし，対象物の重心位置を考慮して各自が保持する箇所を決める。作業時間，作業量の設定に当たっては，女性及び高齢者の配置等に留意する。
(4) 作業標準
　イ　作業標準の策定
　　　作業標準は，主な作業動作，作業姿勢，作業手順，作業時間，その他の作業方法等を網羅し，「正しい姿勢での作業」等のあいまいな表現は避け，必要に応じてイラストや写真等を用いた具体的な内容とする。

ロ　作業標準の見直し

作業標準は，労働者の健康状態，特性や技能レベル等を考慮し，作業内容に応じたものにする必要があり，人を対象とした介護・看護作業においては，労働者の健康状態，特性や技能レベルに加えて，介護・看護を受ける対象者の状態が変化するたびにも見直す。

(5)　休憩・作業量，作業の組合せ等

イ　各作業間に適切な長さと頻度の休憩を取ることにより，腰部の緊張を取り除くことが重要である。

加えて，腰痛の既往歴のある者やその徴候のある者は，適宜，小休止・休息を取り，その再発又は悪化を防ぐことが必要である。そうした者には，横になって安静を保てるよう十分な広さを有し，筋緊張が緩和できるよう快適な休憩設備を確保することが望ましい。

ロ　不自然な姿勢をとる時間が多い作業や，姿勢の拘束や同一動作の反復が多い作業では，他の腰部負担の少ない作業と組み合わせることにより，腰部に負担がかかる一連続作業時間が少しでも短くなるようにする。

ハ　人は昼間に作業能力が高まり，夜間は活動性が低下することから，夜勤，交代勤務及び不規則勤務等における作業量は，通常の日勤時の作業量を下回るように基準を決める等の配慮が必要である。また，長時間の夜勤は疲労の回復を阻害し，腰痛の発生リスクを高めることになる。

(6)　靴，服装等

イ　転倒等の事故を防ぐために，作業用の靴や履物は，大きすぎず，土踏まずがあり，指のつけ根等足底のアーチをしっかりと支える足に適合，滑りにくいものとする。また，床面からの腰椎等への衝撃を少なくするため，底が薄すぎたり，硬すぎたりしない安全なものを選ぶ。転倒等の危険を避け，腰部及び下肢に負担となるような高いヒールの靴は履かないようにする。

ロ　作業服は，適切な姿勢や動作を妨げることのないよう伸縮性のあるものを使用する。また，汚れを気にすることなく，壁や床に肘や膝等をつけられるよう素材を考慮する。環境の温湿度は疲労や筋の緊張に影響する（１の(2)のロの(ロ)及び３の(1)を参照。）ことから，保温性，吸湿性，通気性を考慮した服装とする。

ハ　腰部保護ベルトは，装着することで腹圧上昇や骨盤補強効果などで腰痛の予防効果を狙ったものとされるが，腰部保護ベルトの腹圧を上げることによる体幹保持の効果については，見解が分かれている。職場では，装着により効果を感じられることもあるが，腰痛がある場合に装着すると外した後に腰痛が強まるということもある。また，女性労働者が，従来から用いられてきた幅の広い治療用コルセットを使用すると骨盤底への負担を増し，子宮脱や尿失禁が生じやすくなる場合があるとされている。このことから，腰部保護ベルトを使用する場合は，労働者全員が一律に使用するのではなく，労働者に腰部保護ベルト

67

の効果や限界を理解させるとともに、必要に応じて産業医（又は整形外科医、産婦人科医）に相談することが適当である。

【指針】
3　作業環境管理
(1) 温度
　　寒冷ばく露は腰痛を悪化させ、又は発生させやすくするので、屋内作業場において作業を行わせる場合には、作業場内の温度を適切に保つこと。また、冬季の屋外のように低温環境下で作業させざるを得ない場合には、保温のための衣服の着用や暖房設備の設置に配慮すること。
(2) 照明
　　作業場所、通路、階段等で、足もとや周囲の安全が確認できるように適切な照度を保つこと。
(3) 作業床面
　　労働者の転倒、つまずきや滑りなどを防止するため、作業床面はできるだけ凹凸がなく、防滑性、弾力性、耐衝撃性及び耐へこみ性に優れたものとすることが望ましい。
(4) 作業空間や設備、荷の配置等
　　作業そのものや動作に支障をきたすような機器や設備の配置や整理整頓が不十分で雑然とした作業空間、狭い作業空間は、腰痛の発生や症状の悪化につながりやすいことから、作業そのものや動作に支障がないよう十分に広い作業空間を確保し、2の(2)のように作業姿勢、動作が不自然にならないよう、機器・設備、荷の配置、作業台や椅子の高さ等に配慮を行うこと。
(5) 振動
　　車両系建設機械の操作・運転等により腰部と全身に著しく粗大な振動、あるいは、車両運転等により腰部と全身に長時間振動を受ける場合、腰痛の発生が懸念されることから、座席等について振動ばく露の軽減対策をとること。

【解説】
「3　作業環境管理」について
(1) 温度
　　温度の設定が適切でない作業環境では、筋骨格系組織が良好に活動できないため、腰痛を悪化・発生させるおそれがある。温度の設定に当たっては、作業強度によって体熱の発生量が異なることから、立って行う軽作業に比べ、座作業ではやや高めに、重量物取扱い作業では低めにするよう配慮すること等が必要である。また、部屋の中の位置（床面からの高さ、壁からの距離、空調との位置関係等）によって、温度が異なることにも注意することが必要

第8章　資料

である。
　　とりわけ，気温が低すぎると，寒冷反射により血管収縮が生じ，腰部の筋肉や軟部組織等が硬くなって，腰痛の誘因になることから，寒冷時の屋内作業場では暖房設備により適切な温度環境を維持することが望ましい（なお，適切な温度環境は作業能率の向上にもつながる）。労働者が工場内に点在し，又は工場全体の暖房が困難である場合には，労働者のいる付近を局所的に暖房する。また，冬季の屋外のような低温環境下で作業を行わせる場合には，保温のための衣服を着用させるとともに，適宜，暖が取れるよう休憩室等に暖房設備を設けることが望ましい。

(2)　照明

　　適切な照度のもと，安全な視認環境で作業することは，各種労働災害の防止の観点だけでなく，腰痛の発生防止の観点からも重要である。具体的には，作業場所，通路，階段などで，足もとや周囲の安全が確認できるようにすることで，作業者の滑り，腰痛の原因となる転倒，階段の踏みはずし等を防止することができる。また，適切な照度のもと，安全な視覚情報で作業することは，取り扱う機器や設備を適切に操作することを可能にし，誤操作等をしたことで慌て，咄嗟に腰を痛める動作をしてしまうことによる腰痛の発生防止にもつながる。

(3)　作業床面

　　作業床面に凹凸・段差がある場合や，作業床面が滑り易い状態の場合は，転倒，つまずき，滑り等のリスクが高まる。このため，作業床面はできるだけ凹凸・段差がなく，滑りにくいものとすることが望ましい。

(4)　作業空間や設備の配置等

　　不自然な作業姿勢，動作を避けるため，作業場，事務所，通路等の作業空間を十分に確保する必要がある。

　　十分な広さがない，動作や移動の際の作業動線の妨げとなるものがある等の場合には，あらかじめ適切な作業手順を検討できるよう，作業開始前に作業空間を十分認識しておくことが必要である。また，作業場そのものが整理整頓されておらず，雑然とものが置かれている状態では転倒等の危険があるため，日頃から整理・整頓・清潔に心がけるべきである。

　　機器や設備，作業台等を設置したり変更したりする場合は，労働者が機器や設備等に合わせて作業するのではなく，労働者に機器や設備等を合わせることにより，適切な作業位置，作業姿勢，高さ，幅等を確保することができるよう人間工学的な配慮を行う。

　　倉庫等では，搬出入が頻繁な荷物を戸口に近いところや運搬する際に抱えるのと同じ高さに配置して，歩行距離をできるだけ短くしたり，腰を伸ばしたり，かがめたりする動作を避ける等の配慮をする。

(5)　振動

　　車両系建設機械等の操作・運転により腰部と全身に著しく粗大な振動を受ける場合，車両

69

運転等により腰部と全身に長時間振動を受ける場合は，腰痛の発生が懸念されることから，振動ばく露の軽減に配慮する。具体的には，座席の座面・背もたれやその角度の改善，振動を減衰する構造を持つ座席への改造，小休止や休息をはさむなどによる粗大な振動の軽減や振動の連続した長時間ばく露の回避等の配慮を行うことが必要である（詳細は，別紙「作業態様別の対策」Ⅴの３の(1)及びその解説を参照）。

【指針】
4　健康管理
(1)　健康診断
　重量物取扱い作業，介護・看護作業等腰部に著しい負担のかかる作業に常時従事する労働者に対しては，当該作業に配置する際及びその後６月以内ごとに１回，定期に，次のとおり医師による腰痛の健康診断を実施すること。
イ　配置前の健康診断
　配置前の労働者の健康状態を把握し，その後の健康管理の基礎資料とするため，配置前の健康診断の項目は，次のとおりとすること。
(イ)　既往歴（腰痛に関する病歴及びその経過）及び業務歴の調査
(ロ)　自覚症状（腰痛，下肢痛，下肢筋力減退，知覚障害等）の有無の検査
(ハ)　脊柱の検査：姿勢異常，脊柱の変形，脊柱の可動性及び疼痛，腰背筋の緊張及び圧痛，脊椎棘突起の圧痛等の検査
(ニ)　神経学的検査：神経伸展試験，深部腱反射，知覚検査，筋萎縮等の検査
(ホ)　脊柱機能検査：クラウス・ウェーバーテスト又はその変法（腹筋力，背筋力等の機能のテスト）
　なお，医師が必要と認める者については，画像診断と運動機能テスト等を行うこと。
ロ　定期健康診断
(イ)　定期に行う腰痛の健康診断の項目は，次のとおりとすること。
　　a　既往歴（腰痛に関する病歴及びその経過）及び業務歴の調査
　　b　自覚症状（腰痛，下肢痛，下肢筋力減退，知覚障害等）の有無の検査
(ロ)　(イ)の健康診断の結果，医師が必要と認める者については，次の項目についての健康診断を追加して行うこと。
　　a　脊柱の検査：姿勢異常，脊柱の変形，脊柱の可動性及び疼痛，腰背筋の緊張及び圧痛，脊椎棘突起の圧痛等の検査
　　b　神経学的検査：神経伸展試験，深部腱反射，知覚検査，徒手筋力テスト，筋萎縮等の検査
　なお，医師が必要と認める者については，画像診断と運動機能テスト等を行うこと。

第8章　資料

　　ハ　事後措置

　　　　事業者は，腰痛の健康診断の結果について医師から意見を聴取し，労働者の腰痛を予防するため必要があると認めるときは，2の(3)の作業の実施体制を始め，作業方法等の改善，作業時間の短縮等，就労上必要な措置を講ずること。また，睡眠改善や保温対策，運動習慣の獲得，禁煙，健康的なストレスコントロール等の日常生活における腰痛予防に効果的な内容を助言することも重要である。

(2) 腰痛予防体操

　　重量物取扱い作業，介護・看護作業等の腰部に著しい負担のかかる作業に常時従事する労働者に対し，適宜，筋疲労回復，柔軟性，リラクセーションを高めることを目的として，腰痛予防体操を実施させること。なお，腰痛予防体操を行う時期は作業開始前，作業中，作業終了後等が考えられるが，疲労の蓄積度合い等に応じて適宜，腰痛予防体操を実施する時間・場所が確保できるよう配慮すること。

(3) 職場復帰時の措置

　　腰痛は再発する可能性が高いため，休業者等が職場に復帰する際には，事業者は，産業医等の意見を十分に尊重し，腰痛の発生に関与する重量物取扱い等の作業方法，作業時間等について就労上必要な措置を講じ，休業者等が復帰時に抱く不安を十分に解消すること。

【解説】

「4　健康管理」について

(1) 健康診断

　　イ　健康診断の目的

　　　　腰痛の健康診断は，腰痛の早期発見や腰痛につながる所見の発見と適正な事後措置を目的に実施するものである。健康診断の結果は，腰痛の発生リスクの高い人を発見し，その労働者個人に関する就労上の措置を講じるにとどまらず，作業との関連性の視点から職場のリスクを発見し，腰痛の予防対策に反映・活用すること。

　　ロ　対象者の目安

　　　　「重量物取扱い作業，介護・看護作業等腰部に著しい負担のかかる作業に常時従事する労働者」とは，重量物取扱い作業，福祉・医療分野等における介護・看護作業のほか，これらに準じて腰痛の予防・管理等が必要とされる作業で，例えば，腰痛が発生し，又は腰痛の愁訴者が見られる等の作業に常時従事する労働者が目安となる。

　　　　当該作業に従事していた労働者を一定期間腰部に負担のかからない作業に従事させ，再度，当該作業に配置する場合についても，配置前の健康診断の対象とすること。

　　ハ　既往歴の有無の調査及び自覚症状の有無の検査

　　　　配置前及び定期の健康診断における既往歴の有無の調査及び自覚症状の有無の検査につ

71

いては，医師が直接問診することが望ましいが，腰痛健康診断問診票を用いて産業医等医師の指導の下に保健師等が行ってもよい。その場合には，医師は，保健師等と事前に十分な打合せを行い，それぞれの問診項目の目的と意義について正しく理解させておくことが必要である。なお，医師が自ら診察をしないで，診断してはならないのはもちろんである。

ニ　配置前の健康診断

　配置前の健康診断の項目のうち(イ)及び(ロ)の項目の検査の実施にあたっては，参考1の腰痛健康診断問診票（例）を，また，(ハ)から(ホ)までの検査の実施にあたっては，参考2の腰痛健康診断個人票（例）を用いることが望ましい。

　業務歴の調査においては，過去の具体的な業務内容を聴取することが必要である。

ホ　定期健康診断

　定期健康診断においては，限られた時間内に多数の労働者を診断し，適切な措置を講じることが要求されるが，腰痛は自覚症状としての訴えが基本的な病像であり，様々な因子に影響を受けることが多いため，問診は重要である。

　定期健康診断の項目のうち(イ)の項目についてはスクリーニング検査とし，参考1の腰痛健康診断問診票（例）を用いて，また，(ロ)の項目の検査の実施にあたっては，参考2の腰痛健康診断個人票（例）を用いて行うことが望ましい。

　なお，画像診断と運動機能テスト等は，医師が必要と認める者については行うことになるが，これらについて，医師から，検査を実施する根拠や必要性について労働者に説明してもらった上で実施する。

ヘ　事後措置

　健康診断は，継続的な健康管理の一環として行うものであるが，単に腰痛者を発見し，早期に治療につなげることのみを目的としたものではない。事業者は，労働者の腰痛を予防するため，健診結果について産業医等の意見を十分に聴取し，労働者の健康の保持のため必要があると認めるときは，作業方法の改善，作業時間の短縮，作業環境の整備等を行わなければならない。この場合，健康診断結果をその労働者の健康管理に役立てるだけでなく，作業の種類別等に比較・分析し，作業環境や作業方法等の改善に活用することが望ましい。

　また，健康診断の結果，異常が発見された場合は，産業医等の意見に基づき，必要な治療・運動療法の指導等の措置を講じなければならない。

(2)　腰痛予防体操

　職場や家庭において腰痛予防体操を実施し，腰部を中心とした腹筋，背筋，臀筋等の筋肉の柔軟性を確保し，疲労回復を図ることが腰痛の予防にとって重要である。腰痛予防体操は，ストレッチング（ストレッチ，ストレッチ体操）を主体とするものが望ましく，実施する時期についても作業開始前，作業中，作業終了後等が考えられるが，疲労の蓄積度

第8章　資料

合いに応じて適宜，腰痛予防体操を実施できるようにすることで，ストレッチングの本来の効果が得られる。なお，全身運動や筋力増強を目的とした運動は，個々の腰痛等の健康状態を考慮し，無理のない範囲で実施するとよい。

ストレッチングには，反動や動きを伴う「動的ストレッチング」もあるが，腰痛予防体操としては，「ストレッチング」と言ったときに一般的によく念頭に置かれる，筋肉を伸ばした状態で静止する「静的なストレッチング」が，筋肉への負担が少なく，安全に筋疲労回復，柔軟性，リラクセーションを高めることができるため，推奨される。

効果的な静的ストレッチングを行うポイントは，
①息を止めずにゆっくりと吐きながら伸ばしていく
②反動・はずみはつけない
③伸ばす筋肉を意識する
④張りを感じるが痛みのない程度まで伸ばす
⑤20秒から30秒伸ばし続ける
⑥筋肉を戻すときはゆっくりとじわじわ戻っていることを意識する
⑦一度のストレッチングで1回から3回ほど伸ばす

等である。なお，急性期の腰痛で痛みなどがある場合や回復期で痛みが残る場合には，ストレッチングを実施するかどうかは医師と相談する。

職場で，適宜ストレッチングを実施するにあたり，床や地面に横になることに心理的抵抗がある場合は，作業空間，机，椅子などを活用する等工夫をする。

参考3に事務スペースでのストレッチングの例，参考7に介護・看護作業のストレッチングの例，参考9に車両運転等の作業のストレッチングの例を示す。

(3) 職場復帰時の措置支援

腰痛は再発する可能性が高い疾病である。そのため，特に腰痛による休業者等が職場に復帰する際には，事業者は，産業医等の意見を十分に尊重し，重量物取扱い等の作業方法，作業時間について就労上必要な措置を講じて，腰痛発生に関与する要因を職場から排除・低減し，休業者等が復帰時に抱く不安を十分に解消するよう努める必要がある。

【指針】
5　労働衛生教育等
(1) 労働衛生教育

重量物取扱い作業，同一姿勢での長時間作業，不自然な姿勢を伴う作業，介護・看護作業，車両運転作業等に従事する労働者については，当該作業に配置する際及びその後必要に応じ，腰痛予防のための労働衛生教育を実施すること。

教育は，次の項目について労働者の従事する業務に即した内容で行う。また，受講者

の経験，知識等を踏まえ，それぞれのレベルに合わせて行うこと。
① 腰痛の発生状況及び原因
② 腰痛発生要因の特定及びリスクの見積り方法
③ 腰痛発生要因の低減措置
④ 腰痛予防体操

なお，当該教育の講師としては，腰痛予防について十分な知識と経験を有する者が適当であること。
(2) 心理・社会的要因に関する留意点
職場では，腰痛に関して労働者が精神的ストレスを蓄積しないよう，上司や同僚の支援や相談窓口をつくる等の組織的な対策を整えること。
(3) 健康の保持増進のための措置
腰痛を予防するためには，職場内における対策を進めるのみならず，労働者の日常生活における健康の保持増進が重要である。このため，労働者の体力や健康状態を把握した上で，睡眠，禁煙，運動習慣，バランスのとれた食事，休日の過ごし方に関して産業医等による保健指導を行うことが望ましい。

【解説】
「5 労働衛生教育等」について
(1) 労働衛生教育

腰痛の発生要因は，作業姿勢，動作と密接に関連していること等から，腰痛の予防のための労働衛生教育を実施する必要がある。この労働衛生教育は，労働者の雇入れ時や対象業務への配置換えの際に確実に実施するほか，その労働者に腰痛が発生した時，作業内容・工程・手順・設備の変更時等にも行うことが重要である。

①腰痛の発生状況及び原因としては，腰痛者数，腰痛が発生している作業内容や作業環境，腰痛の発生原因等，②腰痛発生要因の特定及びリスクの見積り方法としては，チェックリストの作成と活用を含めたリスクアセスメントの方法に関すること，③腰痛発生要因の低減措置としては，発生要因の回避又は軽減を図るための対策として，例えば作業方法や作業環境の改善，補助機器や福祉用具の使用に関すること，④腰痛予防体操としては，その職場で実施可能な具体的なストレッチングの仕方などがある。

重量物取扱い作業と介護・看護作業については，腰部に著しく負担のかかる作業のため，定期的に教育を実施していく。

なお，当該教育の実施に当たっては，十分な知識と経験のある産業医や事業場外部の専門家等に講師を依頼したり，連携して研修を実施することが望ましい。教育時には視聴覚機器を使用し，グループワーク，討議等の方法を取り入れて，教育効果が上がるように工夫することが望ましい。

(2) 心理・社会的要因に関する留意点

上司や同僚のサポート，腰痛で休業することを受け入れる環境づくり，腰痛による休業からの職場復帰支援，相談窓口をつくる等の組織的な取り組みが有用である。

(3) 日常生活での留意点

十分な睡眠，入浴等による保温，自宅でのストレッチング等は，全身及び腰部筋群の疲労回復に有効である。喫煙は末梢血管を収縮させ，特に腰椎椎間板の代謝を低下させる。日頃からの運動習慣は，腰痛の発生リスクを低減させることから，負担にならない程度の全身運動をすることが望ましい。バランスのとれた食事をとることは，全身及び筋・骨格系の疲労や老化の防止に好ましい作用が期待される。休日には，疲労が蓄積するようなことは避け，疲労回復や気分転換等を心がけるようにする。

【指針】

6 リスクアセスメント及び労働安全衛生マネジメントシステム

職場における腰痛の発生には動作要因，環境要因，個人的要因，心理・社会的要因といった多様な要因が関与するとともに，それぞれの事業場によって作業は様々であることから，腰痛予防対策は，一律かつ網羅的に各種取組を行うのではなく，費用対効果を検討し，的確な優先順位設定の下，各作業におけるリスクに応じて，合理的に実行可能かつ効果的な対策を講じることが必要である。こうしたことを志向した安全衛生活動を実施していくためには，それぞれの作業の種類ごとに，場合によっては作業場所ごとに，腰痛の発生に関与する要因のリスクアセスメントを実施し，その結果に基づいて適切な予防対策を実施していくという手法を導入することが重要である。

また，職場で腰痛を予防するには，作業管理，作業環境管理，健康管理，労働衛生教育を的確に組み合わせて総合的に推進していくことが求められる。そうした予防対策は，腰痛の発生要因が作業様態や労働者等の状況によって変化すること等から継続性を確保しつつ，また，業務の進め方と密接な関係にあることや人材や予算が必要になることから，事業実施に係る管理と一体となって行われる必要がある。こうしたことを志向した安全衛生活動を実施していくためには，事業場に労働安全衛生マネジメントシステムの考え方を導入することが重要となる。

【解説】

「6 リスクアセスメント及び労働安全衛生マネジメントシステム」について

(1) リスクアセスメント

リスクアセスメントとは，職場にある様々な危険の芽（リスク）を洗い出し，それにより起こる労働災害リスクの大きさ（重大さ＋可能性）を見積もり，大きいものから優先的に対策を講じていく手法である。

イ　リスクアセスメント導入の意義

　　職場での腰痛の発生には，動作要因，環境要因，個人的要因，心理・社会的要因といった多岐にわたる要因が複合的に関わっており，これらの要因が腰痛の発生にどのように関与するかは，個々の職場や個々の労働者によって様々である。このことから，対策をとるにあたっては，それぞれの作業の種類ごとに，腰痛の発生要因を特定し，それが関与する度合いを評価する必要がある（すなわちリスクアセスメントの実施）。場合によっては，作業の種類をさらに分割し，作業の実施体制や作業空間（作業姿勢・動作に制約を与える）などの異なる，作業場所ごとに実施する必要がある。

　　ISOの人間工学を扱う専門委員会からは，医療介護部門で患者・利用者の介護・看護にあたってのリスクアセスメント等の必要性を解説した技術報告書（ISO/TR 12296）が出されており，国際的にも腰痛多発職場で，腰痛予防対策としてリスクアセスメントの考え方を活用すべきであるという提案がなされている。

　　なお，リスクアセスメントについては，労働安全衛生規則第24条の2に基づく「労働安全衛生マネジメントシステムに関する指針」で示されているとともに，一定の業種に該当する場合等においては，労働安全衛生法第28条の2において努力義務として定められている。

ロ　リスクアセスメントの具体的な進め方と効果

　　リスクアセスメントの導入には，事業場トップが導入を決意表明し，リスクアセスメント担当者（実施責任者）を選任し推進メンバーを明確にすることが必要である。

　　リスクアセスメントは，「危険性又は有害性の特定」→「特定された危険性又は有害性ごとのリスクの見積り」→「見積りに基づくリスクを低減させるための優先度の設定及びリスク低減措置の内容の検討」→「優先度に対応したリスク低減措置の実施」の手順で実施する。その際，作業標準などの資料も入手・活用する。

　　リスクアセスメントを実効あるものにしていくには，事業場のトップ，安全・衛生管理者，作業内容を詳しく把握している職長等についてそれぞれの職務に応じた腰痛予防対策の役割を設定し，安全衛生委員会の活動等を通じて労働者を参画させ，職場で感じた腰痛要因の体験メモの記入など全従業員の参加・協力を得るなど，全社的な実施体制のもとで推進することが重要である。

　　こうした実施体制をとることで，職場のリスクに対する認識を管理者含めた職場全体で共有でき，また，職場全員が参加することにより腰痛発生リスクに対する感受性が高めることができる。また，リスクを洗い出す（特定する）ことで，職場のリスクが明確になる。リスクの見積もりを経ることで，合理的に優先順位を決めることができる。洗い出した各リスクについて，回避・低減措置を検討することで，残されたリスクについて「守るべき決め事」の理由が明確になる。

第8章 資料

　なお，リスクアセスメントを実施した場合，洗い出した作業，特定した危険性又は有害性，見積もったリスク，設定したリスク低減措置の優先度，実施したリスク低減措置の内容を記録して保管することは，次のリスクアセスメントを実施する際の参考となり，(2)で後述するように，取り組みの継続性を確保する上でポイントとなる。
　リスクの見積り手法については，厚生労働省作成の解説，マニュアル・パンフレット等における実施例が参考になる。
ハ　腰痛予防対策を進めるためのチェックリストの活用
　腰痛の発生に関与する要因を洗い出し，そのリスクを評価するためには，チェックリストの活用が有効である。厚生労働省の「介護作業者の腰痛予防対策チェックリスト」（参考4）等を参考にし，各職場の状況に応じたチェックリストを作成することが望ましい。
　職場でチェックリストを使用する手順を図1に示す。

①. 対象とする職場を巡視する

②. チェックリストに列挙された視点で職場を観察する

③. 特に観察のみで不明瞭な項目は職場の担当者に確認する

④. 対象とする職場において、否定的な回答を得た項目（具体例）を選び出す

⑤. 選び出した項目は担当者を通じて当該する職場に伝える

⑥. 対策が必要であるのか、どの項目を優先的に扱うのか、どのような解決策があるのかを職場毎に話し合ってもらう

⑦. 必要に応じて産業医や産業保健職が医学的、生理学的観点からアドバイスする

⑧. 対策を確認するために、再度同一職場を巡視する

図1. 職場で腰痛予防対策のためのチェックリストを使用する手順について

まず，対象作業をその具体的な内容とともに書き出す。①～③を通じて，リスクの洗い出しと見積もりを行う。リスクが大きく対応が必要と思われる項目は，その職場に対策を検討するよう伝達する（④～⑤）。伝達された職場では，必要に応じて専門家から助言等を得て（⑦），どのような解決策があるのか検討しつつ，伝達されたリスクの大きさに応じて対策の要否・優先度を検討し，実施する対策の内容を決定する（⑥）。対策の決定時に，職場を巡視しつつ，対策を講じることによって新たなリスクが生じないか確認するほか，一定期間後に，対策がうまく機能しているか等の実施状況や新たに対応すべき事項が生じていないか確認する(⑧)。図1の手順③を始め，(2)で後述するように，作業内容に詳しい労働者の参画を得ることで取組が効果的になる。

　なお，腰痛予防対策のためのチェックリストを初めて活用する際には，腰痛の発生が危惧される作業や過去に腰痛が発生した作業を対象に限定して，腰痛の発生に関与する要因のリスクがどの程度かを評価する（リスクの見積り）ことが考えられる。

ニ　アクション・チェックリスト

　最近は，実施すべき改善対策を同時に選択・提案するアクション・チェックリストを用いる例がみられる。

　アクション・チェックリストは，改善のためのアイデアや方法を見つけることを目的とした改善・解決志向形のチェックリストであり，様々な種類の対策がある腰痛予防を進めるにあたって，重要なポイントを中心に，できることから改善をはじめるために優れたツールである。

　職場巡視の結果や同業他社の職場改善事例を参考にして，効果的な腰痛予防対策をチェック項目とするリストを予め策定し，職場でのグループ討論を踏まえ，実施するリスクの回避・低減措置を決定していく。

　なお，このアクション・チェックリストの考え方は，職場のメンタルヘルス等の健康問題への取組み（http://mental.m.u-tokyo.ac.jp/jstress/ACL/）でも活用されている。

(2)　労働安全衛生マネジメントシステム（OSHMS：Occupational Safety and Health Management System）

　労働安全衛生マネジメントシステムでは，トップによる安全衛生方針の表明や目標の設定を行いつつ，リスクアセスメントの結果をもとに「計画を立て（Plan）」→「計画を実施し（Do）」→「実施結果を評価し（Check）」→「評価を踏まえて見直し，改善する（Act）」という一連のサイクル（PDCAサイクル）により，事業実施の管理と一体的に，また，継続的かつ体系的に安全衛生対策に取り組むことを求めている（図2参照）。これらの活動を支える基本要素としては，体制の整備，労働者の意見の反映，文書化，記録とその保管等が重要である。

第8章 資料

```
計画を立てる
Plan
  ↓
計画を実施する
Do
  ↓
実施結果を評価する
Check
  ↓
評価を踏まえて
見直し、改善する
Act
  ↑（Planへ戻る）
```

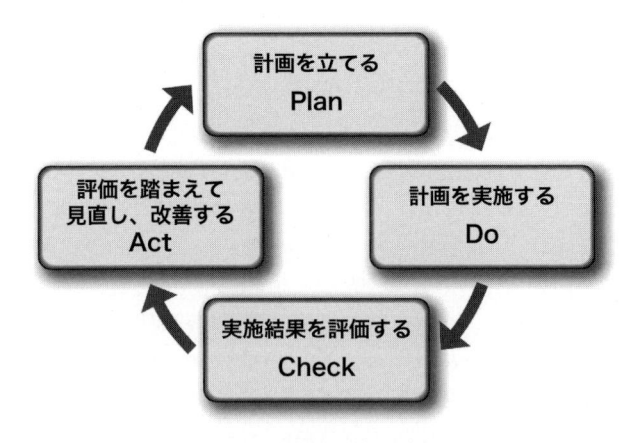

図2. PDCAサイクル

イ 労働安全衛生マネジメントシステム導入の意義

　腰痛の発生要因は，多岐にわたり，作業様態や労働者の状況によって様々な形で関与するため，腰痛予防対策は，一律かつ網羅的に各種取組を行うのではなく，各種取組を体系的に行う必要がある。また，腰痛の発生要因は，多岐に渡ることから優先順を設定し順次その解消を図っていくことが必要であるほか，作業様態や労働者等の状況ととともに変化していくものであるため，腰痛予防対策は，実施状況等を記録しつつ，継続的に取り組む必要がある。また，腰痛予防対策は，業務の進め方と密接な関係にあることや人材や予算が必要になることから，事業実施に係る管理と一体となり，また，作業内容等に詳しい現場の労働者等の意見を反映していくことが重要である。こうしたことから，労働安全衛生マネジメントシステムを職場に導入・定着させていくことが有効である。

　マネジメントシステムの導入より，PDCAサイクルを繰り返し実施していくことで，徐々に安全衛生の水準が向上していくほか，転倒災害の防止などその他の安全衛生対策とも一体的に検討・実施していくことで効率的・効果的に安全衛生対策に取り組むことが期待される。

ロ 労働安全衛生マネジメントシステムの具体的な進め方

　労働安全衛生マネジメントシステムを導入した後，腰痛予防対策に取り組む際の手順は以下のようになる。

　まず，(1)で前述した全社的な推進体制が確立されるよう，実施体制・目標・計画等を明文化し，各管理者・担当者の役割，責任及び権限を定め，マネジメントシステムを導入する等の方針を事業者自らが表明することが必要である。その際，外部研修を利用したり，内部で勉強会等を開催するなどの人材の養成を行う。

Plan では，①事業者は腰痛の予防対策の目標を具体的に設定する，②腰痛を発生させる要因についてリスクアセスメントを適切に実施する，③②に基づき優先順位を決め，リスクの回避・低減対策（適切な作業方法，作業標準の作成，労働者へのリスク教育含む）を作成する。

　Do では，④③で作成したリスクの回避・低減対策を実施する。

　Check では，⑤③で作成したリスクの削減・低減対策が職場で十分実施されているか評価する（チェックリストや職場巡視，労働者への聴き取り，温度・湿度，照明等の作業環境測定等を活用する），⑥計画した腰痛の予防対策や目標が実施・達成されたかどうかを評価する（腰痛有訴状況などの調査や健診結果，休業調査等を活用する）。

　Act では，⑦⑤や⑥の結果を踏まえて新たな目標や計画を作成する（問題があった場合のほか，作業態様や労働者の状況に変化が生じた場合には，リスクの回避・低減対策を見直す必要がある。また，必要に応じて，労働者に対する再教育など安全衛生水準を維持するための対策もくり返し講じていく必要がある。）。

【指針】別紙　作業態様別の対策
Ⅰ　重量物取扱い作業

　重量物を取り扱う作業を行わせる場合には，事業者は，単に重量制限のみを厳守させるのではなく，取扱い回数等の作業密度を考慮し，適切な作業時間，人員配置等に留意しつつ，次の対策を講ずること。

　なお，重量物とは製品，材料，荷物等のことを指し，人を対象とした抱上げ等の作業は含まない。

1　自動化，省力化

　重量物の取扱い作業については，適切な動力装置等により自動化し，それが困難な場合は，台車，補助機器の使用等により人力の負担を軽減することを原則とすること。例えば，倉庫の荷役作業においては，リフターなどの昇降装置や自動搬送装置等を有する貨物自動車を採用したり，ローラーコンベヤーや台車・二輪台車などの補助機器や道具を用いるなど，省力化を図ること。

2　人力による重量物の取扱い

(1)　人力による重量物取扱い作業が残る場合には，作業速度，取扱い物の重量の調整等により，腰部に負担がかからないようにすること。

(2)　満 18 歳以上の男子労働者が人力のみにより取り扱う物の重量は，体重のおおむね 40％以下となるように努めること。満 18 歳以上の女子労働者では，さらに男性が取り扱うことのできる重量の 60％位までとすること。

(3)　(2)の重量を超える重量物を取り扱わせる場合，適切な姿勢にて身長差の少ない労働

者2人以上にて行わせるように努めること。この場合，各々の労働者に重量が均一にかかるようにすること。
3 荷姿の改善，重量の明示等
 (1) 荷物はかさばらないようにし，かつ，適切な材料で包装し，できるだけ確実に把握することのできる手段を講じて，取扱いを容易にすること。
 (2) 取り扱う物の重量は，できるだけ明示すること。
 (3) 著しく重心の偏っている荷物は，その旨を明示すること。
 (4) 荷物の持上げや運搬等では，手カギ，吸盤等の補助具の活用を図り，持ちやすくすること。
 (5) 荷姿が大きい場合や重量がかさむ場合は，小分けにして，小さく，軽量化すること。
4 作業姿勢，動作
 労働者に対し，次の事項に留意させること。
 重量物を取り扱うときは，急激な身体の移動をなくし，前屈やひねり等の不自然な姿勢はとらず，かつ，身体の重心の移動を少なくする等できるだけ腰部に負担をかけない姿勢で行うこと。具体的には，次の事項にも留意させること。
 (1) 重量物を持ち上げたり，押したりする動作をするときは，できるだけ身体を対象物に近づけ，重心を低くするような姿勢を取ること。
 (2) はい付け又ははいくずし作業においては，できるだけ，はいを肩より上で取り扱わないこと。
 (3) 床面等から荷物を持ち上げる場合には，片足を少し前に出し，膝を曲げ，腰を十分に降ろして当該荷物をかかえ，膝を伸ばすことによって立ち上がるようにすること。
 (4) 腰をかがめて行う作業を排除するため，適切な高さの作業台等を利用すること。
 (5) 荷物を持ち上げるときは呼吸を整え，腹圧を加えて行うこと。
 (6) 荷物を持った場合には，背を伸ばした状態で腰部のひねりが少なくなるようにすること。
 (7) 2人以上での作業の場合，可能な範囲で，身長差の大きな労働者同士を組み合わせないようにすること。
5 取扱い時間
 (1) 取り扱う物の重量，取り扱う頻度，運搬距離，運搬速度など，作業による負荷に応じて，小休止・休息をとり，また他の軽作業と組み合わせる等により，連続した重量物取扱い時間を軽減すること。
 (2) 単位時間内における取扱い量を，労働者に過度の負担とならないよう適切に定めること。
6 その他

(1) 必要に応じて腰部保護ベルトの使用を考えること。腰部保護ベルトについては，一律に使用させるのではなく，労働者ごとに効果を確認してから使用の適否を判断すること。
(2) 長時間車両を運転した後に重量物を取り扱う場合は，小休止・休息及びストレッチングを行った後に作業を行わせること。
(3) 指針本文「4 健康管理」や「5 労働衛生教育等」により，腰部への負担に応じて適切に健康管理，労働衛生教育等を行うこと。

【解説】
I 重量物取扱い作業

重量物取扱い作業では，重量，数量，荷物の特性（大きさ，荷姿，荷物の温度，危険性等），作業姿勢，作業速度，作業頻度，補助機器の有無等が腰痛の発生に関する要素となる。

1 自動化，省力化

腰痛予防のための人間工学的対策は，作業姿勢の改善という目的から開発されたものと，重量物取扱い動作の改善という目的から開発されたものがあるが，具体的な対策は両者に共通する場合が多い。このような対策の具体例として，自動車組み立て工程におけるベルトコンベアやサスペンション等の採用，機械組み立て工程におけるバランサーの採用，足踏式油圧リフターの採用等が挙げられる。

トラック等の貨物自動車を運転する労働者は，車両運転だけでなく，荷物の積み卸し作業も行うことが多い。しかも，目的地等に到着した直後に荷物の積み卸し作業を実施するため，姿勢拘束という静的筋緊張から重量物の取扱いという動的筋緊張を強いられることとなる。このように長時間の車両運転の直後に重量物を取扱うことは好ましくない。このことから，事業者は，リフターなどの昇降装置や自動搬送装置などを有する貨物自動車を採用したり，ローラーコンベヤーや台車・二輪台車などの補助器具を用いて，重量物取扱いの自動化・省力化などに努めると共に，取扱い重量の制限や標準化，取り扱う重量物の測定や重量の表示・明示などに行い，労働者の重量物取扱いによる負担の軽減に努めること。

2 人力による重量物の取扱い

最大筋力を発揮できる時間は極めて短時間であって，筋力は時間とともに急激に低下する。このことから，取扱い重量の上限は，把持時間との兼ね合いで決まる。また，把持時間は，筋力の強弱によって左右される。

重量物を反復して持ち上げる場合は，その回数の分だけ，エネルギー消費量が大きくなり，呼吸・循環器系の負担が大きくなっていくので，反復回数に応じて作業時間と小休止・休息時間を調節する必要がある。

なお，一般に女性の持上げ能力は，男性の60％位である。また，女性労働基準規則では，満18歳以上の女性で，断続作業30kg，継続作業20kg以上の重量物を取扱うことが禁止さ

れている。

3　荷姿の改善，重量の明示等

　同一重量でも，荷物の形状によって取扱いに難易がある。取り扱う荷物に取っ手等を取り付けたり，包装して持ちやすくしたりすることがあるが，その場合は，重心の位置ができるだけ労働者に近づくようにする。

　実際の重量が，外見とは大きく異なり，誤った力の入れ方，荷物の反動等により，腰部に予期せぬ負担が発生し，腰痛を引き起こすことがある。取り扱う荷物の重量を表示することにより，労働者が，あらかじめ当該荷物の重量を知り，持ち上げる等の動作に当たり，適切な構えで行うことが可能となる。

　なお，著しく重心の偏っている荷物で，それが外見から判断できないものについては，重心の位置を表示し，適切な構えで取り扱わせることも必要である。

4　作業姿勢，動作

　できるだけ身体を対象物に近づけ，重心を低くする姿勢をとることで，不自然な姿勢を回避しやすくなる。

　床面等から荷物を持ち上げる場合は，片足を少し前に出し，膝を曲げてしゃがむように抱え（図a），この姿勢から膝を伸ばすようにすることによって，腰ではなく脚・膝の力で持ち上げる。両膝を伸ばしたまま上体を下方に曲げる前屈姿勢（図b）を取らないようにする。ただし，膝に障害のある者が軽量の物を取り扱う場合には，この限りでない。

　また，荷物を持ち上げたり，運んだりする場合は，荷物をできるだけ体に近づけるようにして（図c），荷物と体が離れた姿勢（図d）にならないようにする。

　重量物を持ったまま身体をねん転させるという動作は，腰部への負担が極めて大きくなるため腰痛が発生しやすい。身体のひねりを伴う作業を解消することが理想であるが，それが困難な場合には作業台の高さ，位置，配列等を工夫し，身体のひねりを少なくする。

　「はい」とは，「倉庫，上屋又は土屋に積み重ねられた高さ2メートル以上の荷」のことを指し，「はい付け」「はいくずし」とは「はい」の積み上げと積み卸しのことをいう。

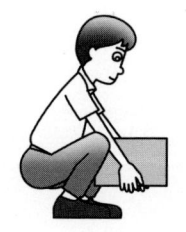

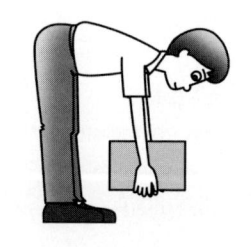

図a　好ましい姿勢　　　　　　　　　図b　好ましくない姿勢

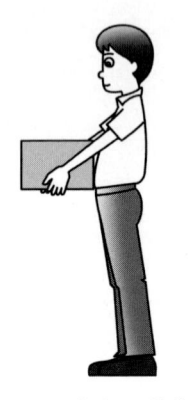

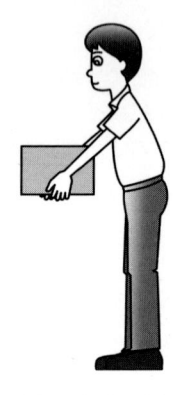

図c　好ましい姿勢　　　　　　　図d　好ましくない姿勢

5　その他
(1) 腰部保護ベルトの腹圧を上げることによる体幹保持の効果については，見解が分かれている。作業で装着している間は，装着により効果を感じられることもある一方，腰痛がある場合に装着すると外した後に腰痛が強まるということもある。また，女性労働者が，従来から用いられてきた幅の広い治療用コルセットを使用すると骨盤底への負担を増し，子宮脱や尿失禁が生じやすくなる場合があるとされている。このことから，腰部保護ベルトを使用する場合は，労働者全員に一律に使用させるのではなく，労働者に腰部保護ベルトの効果や限界を理解させるとともに，必要に応じて産業医（又は整形外科医，産婦人科医）に相談することが適当である。
(2) 長時間の車両の運転から生ずる姿勢拘束による末梢血液循環の阻害や一時的な筋力調整不全が生ずることがあり，荷物の積み卸し作業に当たっては，運転直後に重量物を取り扱うことは好ましくない。

【指針】
Ⅱ　立ち作業
　機械・各種製品の組立工程やサービス業等に見られるような立ち作業においては，拘束性の強い静的姿勢を伴う立位姿勢，前屈姿勢や過伸展姿勢など，腰部に過度の負担のかかる姿勢となる場合がある。
　このような立位姿勢をできるだけ少なくするため，事業者は次の対策を講ずること。
1　作業機器及び作業台の配置

作業機器及び作業台の配置は，前屈，過伸展等の不自然な姿勢での作業を避けるため，労働者の上肢長，下肢長等の体型を考慮したものとする。
2 他作業との組合せ
長時間の連続した立位姿勢保持を避けるため，腰掛け作業等，他の作業を組み合わせる。
3 椅子の配置
(1) 他作業との組合せが困難であるなど，立ち作業が長時間継続する場合には，椅子を配置し，作業の途中で腰掛けて小休止・休息が取れるようにすること。また，座面の高い椅子等を配置し，立位に加え，椅座位でも作業ができるようにすること。
(2) 椅子は座面の高さ，背もたれの角度等を調整できる背当て付きの椅子を用いることが望ましい。それができない場合には，適当な腰当て等を使用させること。また，椅子の座面等を考慮して作業台の下方の空間を十分に取り，膝や足先を自由に動かせる空間を取ること。
4 片足置き台の使用
両下肢をあまり使用しない作業では，作業動作や作業位置に応じた適当な高さの片足置き台を使用させること。
5 小休止・休息
立ち作業を行う場合には，おおむね1時間につき，1，2回程度小休止・休息を取らせ，下肢の屈伸運動やマッサージ等を行わせることが望ましい。
6 その他
(1) 床面が硬い場合は，立っているだけでも腰部への衝撃が大きいので，クッション性のある作業靴やマットを利用して，衝撃を緩和すること。
(2) 寒冷下では筋が緊張しやすくなるため，冬期は足もとの温度に配慮すること。
(3) 指針本文「4 健康管理」や「5 労働衛生教育等」により，腰部への負担に応じて適切に健康管理，労働衛生教育等を行うこと。

【解説】
Ⅱ 立ち作業
1 作業機器及び作業台の配置
作業機器や作業台の配置が適当でない場合は，前屈姿勢（おじぎ姿勢）や過伸展姿勢（反り返りに近い姿勢）を強いられることになるが，これらの姿勢は椎間板内圧を著しく高めることが知られている。
作業台が高い場合は，滑りや転倒を配慮し，足台を使用する。作業台が低い場合は，作業台を高くするか，それができない場合には椅子等の腰掛け姿勢がとれるものを使用する。

2　他作業との組合せ

　　腰椎にかかる力学的負荷は，立位姿勢より椅座位姿勢のほうが大きいため，立位姿勢に椅座位姿勢を組み合わせる場合には，腰痛の既往歴のある労働者に十分配慮する必要がある。

3　椅子の配置

　　長時間立位姿勢を保つことにより，椎間板にかかる内圧の上昇のほかに，脊柱支持筋及び下肢筋の筋疲労が生じる。座ったまま作業できるような椅子を使用すると，脊柱支持筋及び下肢筋の緊張を緩和し，筋疲労を軽減するのに効果がある。

　　長時間，椅座位姿勢を続けると背部筋の疲労によって前傾姿勢になり，また，腹筋の弛緩，背柱の生理的彎曲の変化や大腿部圧迫の影響も現れる。この影響を避けるため，足の位置を変えたり，背もたれの角度を変えて後傾姿勢を取ったり，適宜立ち上がって膝を伸ばすほか，クッション等の腰当てを椅子と腰部の間に挿入する等，姿勢を整える必要がある。

4　片足置き台の使用

　　片足置き台に，適宜，交互に左右の足を載せて，姿勢に変化をつけることは，腰部負担の軽減に有効である。片足置き台は適切な材料で，安定性があり，滑り止めのある適当な大きさ，高さ，面積のあるものとする。

5　小休止・休息

　　小休止・休息を取り，下肢の屈伸運動等を行うことは，下肢の血液循環を改善するために有効である。

【指針】

Ⅲ　座り作業

　　座り姿勢は，立位姿勢に比べて，身体全体への負担は軽いが，腰椎にかかる力学的負荷は大きい。一般事務，VDT作業，窓口業務，コンベヤー作業等のように椅子に腰掛ける椅座位作業や直接床に座る座作業において，拘束性の強い静的姿勢で作業を行わせる場合，また腰掛けて身体の可動性が制限された状態にて，物を曲げる，引く，ねじる等の体幹の動作を伴う作業など，腰部に過度の負担のかかる作業を行わせる場合には，事業者は次の対策を講ずること。また，指針本文「4　健康管理」や「5　労働衛生教育等」により，腰部への負担に応じて，健康管理，労働衛生教育等を行うこと。

1　腰掛け作業

　(1)　椅子の改善

　　　座面の高さ，奥行きの寸法，背もたれの寸法と角度及び肘掛けの高さが労働者の体格等に合った椅子，又はそれらを調節できる椅子を使用させること。椅子座面の体圧分布及び硬さについても配慮すること。

　(2)　机・作業台の改善

机・作業台の高さや角度，机・作業台と椅子との距離は，調節できるように配慮すること。
(3) 作業姿勢等
労働者に対し，次の事項に留意させること。
イ　椅子に深く腰を掛けて，背もたれで体幹を支え，履物の足裏全体が床に接する姿勢を基本とすること。また，必要に応じて，滑りにくい足台を使用すること。
ロ　椅子と大腿下部との間には，手指が押し入る程度のゆとりがあり，大腿部に無理な圧力が加わらないようにすること。
ハ　膝や足先を自由に動かせる空間を取ること。
ニ　前傾姿勢を避けること。また，適宜，立ち上がって腰を伸ばす等姿勢を変えること。
(4) 作業域
腰掛け作業における作業域は，労働者が不自然な姿勢を強いられない範囲とすること。肘を起点として円弧を描いた範囲内に作業対象物を配置すること。
2　座作業
直接床に座る座作業は，仙腸関節，股関節等に負担がかかるため，できる限り避けるよう配慮すること。やむを得ず座作業を行わせる場合は，労働者に対し，次の事項に留意させること。
(1) 同一姿勢を保持しないようにするとともに，適宜，立ち上がって腰を伸ばすようにすること。
(2) あぐらをかく姿勢を取るときは，適宜，臀部が高い位置となった姿勢が取れるよう，座ぶとん等を折り曲げて臀部をその上に載せて座ること。

【解説】
Ⅲ　座り作業
1　腰掛け作業

次のような取り組みのほか，腰痛予防の観点からも，「ＶＤＴ作業における労働衛生管理のためのガイドライン」(平成14年4月5日付け基発第0405001号) の基づく措置を講じて心身の疲労を軽減することが望ましい。

(1) 椅子の改善

椅座位において腰の角度を90°に固定すると骨盤が後方に回転し，腰部の生理的後彎が減少する。重心が前方に移るため，腰背筋の活動性が高まる。また，椅座位は立位に比べて椎間板内圧が高くなる。腰痛と関係のあるこのような状態を緩和するために，椅子の改善が重要である。

腰痛防止の観点から望ましい椅子の条件は，次のとおりである。

① 背もたれは後方に傾斜し，腰パットを備えていること。腰パットの位置は頂点が第3腰椎と第4腰椎（下から順に第5，第4，第3，第2，第1腰椎）の中間にあることが望ましい。
　② 座面が大腿部を圧迫しすぎないこと。
　③ 椅子は労働者の体格に合わせて調節できること。椅子の調節部位は座面高，背もたれ角度，肘掛けの高さ・位置，座面の角度等である。
　④ 椅子は，作業中に労働者の動作に応じて，その位置を移動できるようにキャスター付きの安定したもので，座面や背もたれの材質は，快適で熱交換の良いものが望ましい。
(2) 机・作業台の改善
　机・作業台上の機器・用具を適切に配備することで，適切な座姿勢を確保しつつ，人間工学的に適切な作業域，ワークステーションを実現することができる。
(3) 作業姿勢等
　長時間，椅座位姿勢を続けると背部筋の疲労によって前傾姿勢になり，また，腹筋の弛緩，背柱の生理的彎曲の変化や大腿部圧迫の影響も現れる。この影響を避けるため，足の位置を変えたり，背もたれの角度を変えて後傾姿勢を取ったり，適宜立ち上がって膝を伸ばすほか，クッション等の腰当てを椅子と腰部の間に挿入する等，姿勢を変える必要がある。
2　座作業
　直接床に座る座作業では，強度の前傾姿勢が避けられないため，腰部の筋収縮が強まり，椎間板内圧が著しく高まる。このことから，できるだけ座作業を避けることが必要である。それが困難な場合は，作業時間に余裕をもたせ，小休止・休息を長めに，回数を多く取ることが望ましい。

【指針】
Ⅳ　福祉・医療分野等における介護・看護作業
　高齢者介護施設・障害児者施設・保育所等の社会福祉施設，医療機関，訪問介護・看護，特別支援学校での教育等で介護・看護作業等を行う場合には，重量の負荷，姿勢の固定，前屈等の不自然な姿勢で行う作業等の繰り返しにより，労働者の腰部に過重な負担が持続的に，又は反復して加わることがあり，これが腰痛の大きな要因となっている。
　このため，事業者は，次の対策を講じること。
1　腰痛の発生に関与する要因の把握
　介護・看護作業等に従事する労働者の腰痛の発生には，「介護・看護等の対象となる人（以下「対象者」という。）の要因」「労働者の要因」「福祉用具（機器や道具）の状況」「作業姿勢・動作の要因」「作業環境の要因」「組織体制」「心理・社会的要因」等の様々

な要因が関与していることから，これらを的確に把握する。
2　リスクの評価（見積り）
　　具体的な介護・看護等の作業を想定して，労働者の腰痛の発生に関与する要因のリスクを見積もる。リスクの見積りに関しては，個々の要因ごとに「高い」「中程度」「低い」などと評価を行い，当該介護・看護等の作業のリスクを評価する。
3　リスクの回避・低減措置の検討及び実施
　　2で評価したリスクの大きさや緊急性などを考慮して，リスク回避・低減措置の優先度等を判断しつつ，次に掲げるような，腰痛の発生要因に的確に対処できる対策の内容を決定する。
(1)　対象者の残存機能等の活用
　　対象者が自立歩行，立位保持，座位保持が可能かによって介護・看護の程度が異なることから，対象者の残存機能と介助への協力度等を踏まえた介護・看護方法を選択すること。
(2)　福祉用具の利用
　　福祉用具（機器・道具）を積極的に使用すること。
(3)　作業姿勢・動作の見直し
　イ　抱上げ
　　　移乗介助，入浴介助及び排泄介助における対象者の抱上げは，労働者の腰部に著しく負担がかかることから，全介助の必要な対象者には，リフト等を積極的に使用することとし，原則として人力による人の抱上げは行わせないこと。また，対象者が座位保持できる場合にはスライディングボード等の使用，立位保持できる場合にはスタンディングマシーン等の使用を含めて検討し，対象者に適した方法で移乗介助を行わせること。
　　　人力による荷物の取扱い作業の要領については，「Ⅰ　重量物取扱い作業」によること。
　ロ　不自然な姿勢
　　　ベッドの高さ調節，位置や向きの変更，作業空間の確保，スライディングシート等の活用により，前屈やひねり等の姿勢を取らせないようにすること。特に，ベッドサイドの介護・看護作業では，労働者が立位で前屈にならない高さまで電動で上がるベッドを使用し，各自で作業高を調整させること。
　　　不自然な姿勢を取らざるを得ない場合は，前屈やひねりの程度を小さくし，壁に手をつく，床やベッドの上に膝を着く等により身体を支えることで腰部にかかる負担を分散させ，また不自然な姿勢をとる頻度及び時間も減らすこと。
(4)　作業の実施体制

(2)の福祉用具の使用が困難で，対象者を人力で抱え上げざるを得ない場合は，対象者の状態及び体重等を考慮し，できるだけ適切な姿勢にて身長差の少ない2名以上で作業すること。労働者の数は，施設の構造，勤務体制，作業内容及び対象者の心身の状況に応じ必要数を確保するとともに，適正に配置し，負担の大きい業務が特定の労働者に集中しないよう十分配慮すること。
(5) 作業標準の策定

腰痛の発生要因を排除又は低減できるよう，作業標準を策定すること。作業標準は，対象者の状態，職場で活用できる福祉用具（機器や道具）の状況，作業人数，作業時間，作業環境等を考慮して，対象者ごとに，かつ，移乗，入浴，排泄，おむつ交換，食事，移動等の介助の種類ごとに策定すること。作業標準は，定期的及び対象者の状態が変わるたびに見直すこと。
(6) 休憩，作業の組合せ

イ 適宜，休憩時間を設け，その時間にはストレッチングや安楽な姿勢が取れるようにすること。また，作業時間中にも，小休止・休息が取れるようにすること。

ロ 同一姿勢が連続しないよう，できるだけ他の作業と組み合わせること。
(7) 作業環境の整備

イ 温湿度，照明等の作業環境を整えること。

ロ 通路及び各部屋には車いすやストレッチャー等の移動の障害となるような段差等を設けないこと。また，それらの移動を妨げないように，機器や設備の配置を考えること。機器等にはキャスター等を取り付けて，適宜，移動できるようにすること。

ハ 部屋や通路は，動作に支障がないように十分な広さを確保すること。また，介助に必要な福祉用具（機器や道具）は，出し入れしやすく使用しやすい場所に収納すること。

ニ 休憩室は，空調を完備し，適切な温度に保ち，労働者がくつろげるように配慮するとともに，交替勤務のある施設では仮眠が取れる場所と寝具を整備すること。

ホ 対象者の家庭が職場となる訪問介護・看護では，腰痛予防の観点から作業環境の整備が十分なされていないことが懸念される。このことから，事業者は各家庭に説明し，腰痛予防の対応策への理解を得るよう努めること。
(8) 健康管理

長時間労働や夜勤に従事し，腰部に著しく負担を感じている者は，勤務形態の見直しなど，就労上の措置を検討すること。その他，指針本文4により，適切に健康管理を行うこと。
(9) 労働衛生教育等

特に次のイ～ハに留意しつつ，指針本文5により適切に労働衛生教育等を行うこと。

イ　教育・訓練

　　労働者には，腰痛の発生に関与する要因とその回避・低減措置について適切な情報を与え，十分な教育・訓練ができる体制を確立すること。

　ロ　協力体制

　　腰痛を有する労働者及び腰痛による休業から職場復帰する労働者に対して，組織的に支援できる協力体制を整えること。

　ハ　指針・マニュアル等

　　職場ごとに課題や現状を考慮した腰痛予防のための指針やマニュアル等を作成すること。

4　リスクの再評価，対策の見直し及び実施継続

　事業者は，定期的な職場巡視，聞き取り調査，健診，衛生委員会等を通じて，職場に新たな負担や腰痛が発生していないかを確認する体制を整備すること。問題がある場合には，速やかにリスクを再評価し，リスク要因の回避・低減措置を図るため，作業方法の再検討，作業標準の見直しを行い，新たな対策の実施又は検討を担当部署や衛生委員会に指示すること。特に問題がなければ，現行の対策を継続して実施すること。また，腰痛等の発生報告も欠かすことなく行うこと。

【解説】

Ⅳ　福祉・医療分野等における介護・看護作業

　福祉・医療分野等において労働者が腰痛を生じやすい方法で作業することや腰痛を我慢しながら仕事を続けることは，労働者と対象者双方の安全確保を妨げ，さらには介護・看護等の質の低下に繋がる。また，いわゆる「新福祉人材確保指針」（平成19年厚生労働省告示第289号「社会福祉事業に従事する者の確保を図るための措置に関する基本的な指針」）においても，「従事者が心身ともに充実して仕事が出来るよう，より充実した健康診断を実施することはもとより，腰痛対策などの健康管理対策の推進を図ること。（経営者，関係団体，国，地方公共団体）」とされており，人材確保の面からも，各事業場においては，組織的な腰痛予防対策に取り組むことが求められる。

　ここでは，リスクアセスメントと労働安全衛生マネジメントシステムの考え方に沿った取り組みについて，「6　リスクアセスメント及び労働安全衛生マネジメントシステム」で解説した基本的事項を補足していく。

1　腰痛の発生に関与する要因

　(1)　介護・看護作業等の特徴は，「人が人を対象として行う」ことにあることから，対象者と労働者双方の状態を的確に把握することが重要である。対象者側の要因としては，介助の程度（全面介助，部分介助，見守り），残存機能，医療的ケア，意思疎通，介助への協力度，認知症の状態，身長・体重等が挙げられる。また，労働者側の要因としては，腰痛

の有無，経験年数，健康状態，身長・体重，筋力等の個人的要因があり，さらには，家庭での育児・介護の負担も腰痛の発生に影響を与える。

(2) 福祉用具（機器や補助具）は，適切な機能を兼ね備えたものが必要な数量だけあるかどうか確認する。

(3) 作業姿勢・動作の要因として，移乗介助，入浴介助，排泄介助，おむつ交換，体位変換，清拭，食事介助，更衣介助，移動介助等における，抱上げ，不自然な姿勢（前屈，中腰，ひねり，反り等）および不安定な姿勢，これら姿勢の頻度，同一姿勢での作業時間等がある。こうした腰痛を生じやすい作業姿勢・動作の有無とその頻度及び連続作業時間が適切かをチェックする。

(4) 作業環境要因として，温湿度，照明，床面，作業高，作業空間，物の配置，休憩室等が適切かをチェックする。

(5) 作業の実施体制として，適正な作業人数と配置になっているか，労働者間の協力体制があるか，交代勤務（二交替，三交替，変則勤務等）の回数やシフトが適切か検討する。休憩・仮眠がとれるか，正しい教育が行われているかについて把握する。

(6) 心理・社会的要因については，腰痛の悪化・遷延に関わるとされ，逆に，腰痛を感じながら仕事をすることそのものがストレス要因となる。また，仕事への満足感や働きがいが得にくい，職場の同僚・上司及び対象者やその家族との人間関係，人員不足等から，強い腰痛があっても仕事を続けざるを得ない状況，腰痛で休業治療中の場合に生じうる職場に迷惑をかけているのではという罪悪感や，思うように回復しない場合の焦り，職場復帰への不安等が，ストレス要因として挙げられる。こうした職場における心理・社会的要因に対しては，個人レベルでのストレス対処法だけに依拠することなく，事業場で組織として対策に取り組むことが求められる。

2 リスクの評価（見積り）

具体的な介護・看護等の作業を想定して，例えば，各作業における腰痛発生に関与する要因ごとに，「高い」「中程度」「低い」などとリスクを見積もる。

なお，腰痛の発生に関与する要因は多岐にわたることから，リスク評価を行う対象となる作業も多くなる。対策の優先順位付けする一環として，または，リスクアセスメントを試行的に開始するにあたって，重篤な腰痛の発生した作業や腰痛を多くの労働者が訴える作業等を優先的にリスク評価の対象とすることが考えられる。

(1) 介護作業者の腰痛予防対策チェックリスト

職場でリスクアセスメントを実施する際に，産業現場では様々なチェックリストが，その目的に応じて使用されているが，腰痛予防対策でもチェックリストは有用なツールとなる。参考4にリスクアセスメント手法を踏まえた「介護作業者の腰痛予防対策チェックリスト」を示す。

(2) 介護・看護作業等におけるアクション・チェックリスト

本格的なリスクアセスメントを導入するまでの簡易な方法として，実施すべき改善対策を選択・提案するアクション・チェックリストの活用も考えられる。アクション・チェックリストは，「6．リスクアセスメント及び労働安全衛生マネジメントシステム」で解説したように，改善のためのアイデアや方法を見つけることを目的とした改善・解決志向形のチェックリストである。アクション・チェックリストには，対策の必要性や優先度に関するチェックボックスを設ける。ここでは，具体的なアクション・チェックリストの例を「介護・看護作業等におけるアクション・チェックリスト（例）」（参考5）に示す。この例では，各対策の「いいえ」「はい」の選択や「優先」をチェックするにあたって合理的な決定ができるよう，リスクの大きさを推測すること（リスクの見積り）が重要である。

3 リスクの回避・低減措置の検討及び実施
 (1) 対象者の残存機能の活用

対象者が労働者の手や身体，手すり等をつかむだけでも，労働者の負担は軽減されることから，予め対象者の残存機能等の状態を確認し，対象者の協力を得た介護・看護作業を行う。

 (2) 福祉用具の利用

スライディングボードを利用して，ベッドと車いす間の移乗介助を行うには，肘置きが取り外し又は跳ね上げ可能な車いすが必要である。その他，対象者の状態に合った車いすやリフトが利用できるよう配慮すること。

なお，各事業場においては，必要な福祉用具の種類や個数を検討し，配備に努めること。

 (3) 作業姿勢・動作の見直し
  イ 抱上げ

移乗作業や移動時に対象者の残存機能を活かしながら，スライディングボードやスライディングシートを利用して，垂直方向への力を水平方向に展開することにより，対象者を抱え上げずに移乗・移動できる場合がある。また，対象者が立位保持可能であればスタンディングマシーンが利用できる場合がある。

  ロ 不自然な姿勢

不自然な姿勢を回避・改善するには，以下のような方法がある。
   (イ) 対象者にできるだけ近づいて作業する。
   (ロ) ベッドや作業台等の高さを調節する。ベッドの高さは，労働者等がベッドサイドに立って大腿上部から腰上部付近まで上がることが望ましい。
   (ハ) 作業面が低くて調節できない場合は，椅子に腰掛けて作業するか，ベッドや床に膝を着く。なお，膝を着く場合は，膝パッドの装着や，パッド付きの作業ズボンの着用などにより，膝を保護することが望ましい。

(ニ)　対象者に労働者が正面を向けて作業できるように体の向きを変える。
　　　(ホ)　十分な介助スペースを確保し、手すりや持ち手つきベルト等の補助具を活用することにより、姿勢の安定を図る。
　(4)　作業の実施体制
　　　労働者の数は適正に配置する必要があるが、やむを得ない理由で、一時的に繁忙な事態が生じた場合は、労働者の配置を随時変更する等の体制を整え、負担の大きい業務が特定の労働者に集中しないよう十分配慮すること。
　　　介護・看護作業では福祉用具の利用を積極的に検討するが、対象者の状態により福祉用具が使用できず、どうしても人力で抱え上げざるを得ない時は、できるだけ複数人で抱えるようにすること。ただし、複数人での抱上げは重量の軽減はできても、前屈や中腰等の不自然な姿勢等による腰痛の発生リスクは残るため、抱え上げる対象者にできるだけ近づく、腰を落とす等、腰部負担を少しでも軽減する姿勢で行うこと。また、お互いの身長差が大きいと腰部にかかる負荷が不均等になるため、注意すること。
　(5)　作業標準の策定
　　　作業標準は、作業ごとに作成し、対象者の状態別に、作業手順、利用する福祉用具、人数、役割分担などを明記する。介護施設等で作成される「サービス計画書（ケアプラン）」の中に作業標準を入れるのも良い。
　　　訪問介護の場合には、対象者の自宅に赴いて介護作業を行うため、対象者の家の特徴（布団又はベッド、寝室の広さ等）や同居家族の有無や協力の程度などの情報をあらかじめ十分把握し、これらを作業標準に生かして、介護作業を進める。介護作業における作業標準の作成例を参考6に示す。
　(6)　休憩、作業の組合せ
　　　介護・看護作業では、全員が一斉に休憩をとることが難しいため、交代で休憩できるよう配慮すること。また、その時間を利用して、適宜、ストレッチングを行うこと。
　　　訪問介護・看護において、一人の労働者が一日に複数の家庭を訪問する場合は、訪問業務の合間に休憩・休息が少しでもとれるよう、事業場が派遣のコーディネートにおいて配慮すること。
　(7)　作業環境の整備
　　イ　不十分な暖房設備下での作業や、入浴介助や風呂掃除により体幹・下肢が濡れた場合の冷え等は、腰痛の発生リスクを高める。温湿度環境は、作業に適した温湿度に調節することが望ましいが、施設で対象者が快適に過ごす温度が必ずしも労働者に適しているとは限らない。また、訪問介護・看護では労働者が作業しやすい温湿度に調整できるとは限らないため、衣服、靴下、上履き等により防寒対策をとることが必要となるので、衣類等による調整が必要となる。

介護・看護作業等の場所，通路，階段，機器類の形状が明瞭に分かることは，つまずき・転倒により労働者の腰部に瞬間的に過度な負担がかかって生じる腰痛を防ぎ，安全対策としても重要である。
- ロ 車いすやストレッチャーが通る通路に段差があると，抱上げが生じたり，段差を乗り越えるときの強い衝撃がかかったりするため，段差はできるだけ解消するか，もしくは段差を乗り越えずに移動できるようレイアウトを考える。
- ハ 狭い場所での作業は，腰痛発生のリスクを高める。物品や設備のレイアウト変更により，作業空間を確保できる場合がある。トイレのような狭い作業空間は，排泄介助が行いやすいように改築するか，または手すりを取り付けて，対象者及び労働者の双方が身体を支えることができるように工夫すること。
- ニ 労働者が，適宜，疲労からの回復を図れるよう，快適な休憩室や仮眠室を設けること。
- ホ 訪問介護・看護は対象者の家庭が職場となるため，労働者によって適切な作業環境を整えることが困難な場合が想定される。寒い部屋で対象者を介護・介護せざるを得ない，対象者のベッド周りが雑然としており，安全な介護・看護ができない，あるいは，対象者やその家族の喫煙によって労働者が副流煙にばく露する等，腰痛の発生に関与する要因が存在する場合には，事業者は各家庭に説明し，対応策への理解を得るよう努力する。

(8) 健康管理

指針本文「4 健康管理」により，適切に健康管理を行う。

(9) 労働衛生教育等
- イ 教育・訓練

  腰痛発生の予防対策のための教育・訓練は，腰部への負担の少ない介護・看護技術に加え，リフト等の福祉用具の使用方法やストレッチングの方法も内容とし，定期的に実施すること。
- ロ 協力体制

  腰痛を有する労働者及び腰痛による休業から職場復帰する労働者に対して，組織的に支援できるようにすること。また，労働者同士がお互いに支援できるよう，上司や同僚から助言・手助け等を受けられるような職場作りにも配慮すること。
- ハ 指針・マニュアル等

  腰痛予防のための指針やマニュアル，リスクアセスメントのためのチェックリストは，職場の課題や現状を考慮し，過去の安全衛生活動や経験等をいかして，職場に合ったものを作成すること。腰痛予防対策を実施するための方針がいったん定まったら，衛生委員会等の組織的な取組みの下に，労働安全衛生マネジメントシステムの考え方に沿った実践を粘り強く行うことが重要である。

4 リスクの再評価，対策の見直し及び実施継続

リスク回避・低減措置の実施後，新たな腰痛発生リスクが生じた場合や腰痛が実際に発生した場合は，担当部署や衛生委員会に報告し，腰痛発生の原因の分析と再発防止対策の検討を行うこと。腰痛等の発生報告は，腰痛者の拡大を防ぐことにつながる。

【指針】
Ⅴ　車両運転等の作業

車両系建設機械，フォークリフト，乗用型農業機械の操作・運転作業等によって粗大な振動にばく露し，又はトラック等の貨物自動車やバス・タクシー等の旅客自動車の運転作業等によって長時間の姿勢拘束下で振動にばく露すると，腰部に過度の負担がかかり腰痛が発生しやすくなる。

そのため，事業者は次の対策を講ずること。

1　腰痛の発生に関与する要因の把握

長時間の車両運転等に従事する労働者の腰痛の発生には，「作業姿勢・動作」「振動ばく露及びばく露時間」「座席及び操作装置等の配置」「荷物の積み卸し作業」「作業場の環境」「組織体制」「心理・社会的要因」等の様々な要因が関与していることから，これらを的確に把握すること。

2　リスクの評価（見積り）

具体的な車両運転等の作業を想定して，労働者の腰痛の発生に関与する要因ごとにリスクを見積もる。リスクの見積りに関しては，1で指摘した腰痛に関連する要因がどの程度のリスクに相当するか，「高い」「中程度」「低い」の定性的な評価を行い，当該運転労働等の作業のリスクを評価する。リスクの見積りからリスクの回避・低減措置の実施につなげるに当たっては，「アクション・チェックリスト」も参考になる。

3　リスクの回避・低減措置の検討及び実施

2で評価したリスクの重大性や緊急性などを考慮して，リスク低減措置の優先度を判断しつつ，次に掲げるような，要因に的確に対処できる対策の内容を決定する。

(1)　運転座席の改善等

運転座席は，座面・背もたれ角度が調整可能，腰背部の安定した支持，運転に伴う振動の減衰効果に優れたものに改善されることが望ましい。このような運転座席を導入することで，運転に伴う拘束姿勢や不安定な姿勢・動作や振動のリスクを低減することが可能となる。また，運転作業開始前に操作性を配慮して，座面角度，背もたれ角度，座席の位置等の適正な調整を行わせることも重要となる。振動減衰に優れた運転座席への改善やこうした構造を有する車両の採用ができない場合には，クッション等を用いて振動の軽減に努めること。

(2)　車両運転等の時間管理

運転座席への拘束姿勢を強いられ，振動にばく露する長時間の車両運転等の作業は腰痛を発生させる懸念があるため，総走行距離や一連続運転時間等の時間管理を適切に行い，適宜，小休止・休息を取らせるようにすること。小休止・休息の際は車両から降りてストレッチング等を行い，筋疲労からの回復を十分図ること。また，車両運転が深夜等に及ぶ際には，仮眠の確保等についても配慮する必要がある。仮眠の確保等は腰痛予防だけでなく，安全運転という観点からも極めて重要である。

(3) 荷物の積み卸し作業

人力による荷物の取扱い作業の要領は「Ⅰ　重量物取扱い作業」によること。

なお，長時間車両を運転した後に重量物を取り扱う場合は，小休止・休息及びストレッチングを行った後に作業を行わせること。

(4) 構内作業場の環境の改善

不要な振動ばく露の軽減や労働者の転倒やつまずきを防止するため，床面の凹凸をなくし，作業の安全が確保できる程度の照明を確保し，さらには，労働者が寒冷にさらされることのないよう，温湿度の管理にも心がけること。

(5) その他

車両運転等の作業に従事する際は，動きやすい作業服や滑りにくい靴，必要な保護具を着用させること。

指針本文「4　健康管理」や「5　労働衛生教育等」により，腰部への負担に応じて適切に健康管理，労働衛生教育等を実施すること。

4　リスクの再評価，対策の見直し及び実施継続

事業者は，定期的な職場巡視，聞き取り調査，健診，衛生委員会等を通じて，職場に新たな負担や腰痛が発生していないかを確認する体制を整備すること。問題がある場合には，速やかにリスクを再評価し，リスク要因の回避・低減措置を図るため，作業方法や作業環境等の再検討や見直しを行い，新たな対策の実施又は検討を担当部署や衛生委員会に指示すること。特に問題がなければ，現行の対策を継続して実施すること。また，腰痛等の発生報告も欠かすことなく行うこと。

【解説】

Ⅴ　車両運転等の作業

車両系建設機械，フォークリフト，乗用型農業機械の操作・運転作業は労働者を粗大な振動にばく露させる。トラック等の貨物自動車やバス・タクシー等の旅客自動車の運転作業は労働者を長時間の姿勢拘束と振動にばく露される。従って，これらの車両運転等の作業は，労働者に過度の腰部負担をもたらし，腰痛を発生させる可能性を高める。

ここでは，リスクアセスメントと労働安全衛生マネジメントシステムの考え方に沿った取り組みについて，「6　リスクアセスメント及び労働安全衛生マネジメントシステム」で解説した

基本的事項を補足していく。
1 腰痛の発生に関与する要因
　　以下の観点から，腰痛の発生に関与する要因を明らかにする。なお，人力による荷物の積み卸し作業はⅠを参照すること。
　(1) 作業姿勢・動作
　　　座位での体幹の前屈・ひねり・反り及び不安定な姿勢，これらの頻度，同一姿勢での連続作業時間等
　(2) 振動ばく露及びばく露時間
　　　座席の振動加速度，総運転時間，一連続作業時間，小休止・休息
　(3) 座席及び操作装置等の配置
　　　座面角度，背もたれ角度，腰背部の支持，座席位置，運転席まわりの広さ，計器盤表示の見易さ，振動の減衰能等
　(4) 作業場の環境
　　　温湿度，照明，構内レイアウト，走行面状態，休憩室等
　(5) 組織体制
　　　職場の体制，夜勤・交替制勤務，休憩・仮眠，教育等
　(6) 心理・社会的要因
　　　交通渋滞，荷主や顧客とのトラブル，配送時間等の制約等
2 リスクの評価（見積り）
　　具体的な車両運転等の作業を想定して，例えば，各作業における腰痛の発生に関与する要因ごとに，「高い」「中程度」「低い」などのリスクを見積もる。
　　なお，腰痛の発生に関与する要因は多岐にわたることから，リスク評価を行う対象となる作業も多くなる。対策の優先順位を付ける一環として，または，リスクアセスメントを試行的に開始するにあたって，重篤な腰痛の発生した作業や腰痛を多くの労働者が訴える作業等を優先的にリスク評価の対象とすることが考えられる。
　　一方，本格的なリスクアセスメントを導入するまでの簡易な方法として，実施すべき改善対策を選択・提案するアクション・チェックリストの活用も考えられる。アクション・チェックリストは，「6．リスクアセスメント及び労働安全衛生マネジメントシステム」で解説したように，改善のためのアイデアや方法を見つけることを目的とした改善・解決志向形のチェックリストで，アクション・チェックリストには対策の必要性や優先度に関するチェックボックスを設ける。車両運転等の作業を対象とした具体的なアクション・チェックリストを参考8「車両運転等の作業におけるアクション・チェックリスト（例）」に示す。この例では，各対策の「いいえ」「はい」の選択や「優先」をチェックするに当たって合理的な決定ができるよう，リスクの大きさを推測すること（リスクの見積り）が重要である。

第 8 章　資料

3　リスクの回避・低減措置の検討及び実施
　(1)　運転座席の改善等
　　　運転座席は，車両の加速や振動に対して労働者の腰背部を安定に支持させるため，体圧分布，座位姿勢，クッション性，背もたれの大きさ，ホールド性など様々な観点から優れたものが求められる。また，労働者の体格等が異なることから，座面・背もたれ角度が調整可能であることも重要となる。近年，長時間の運転作業に伴う振動ばく露と腰痛の発生に関する調査研究なども報告されることから，振動減衰に優れた運転座席への改善やこうした構造を有する車両の開発なども行われている。これらのことから，運転座席は，座面・背もたれ角度が調整可能，腰背部の安定した支持，運転に伴う振動の減衰効果に優れたものに改善されることが望ましい。このような運転座席を導入することで，運転労働に伴う拘束姿勢や不安定な姿勢・動作の要因や振動の要因のリスクを低減することが可能となる。また，運転作業開始前に操作性を配慮し，座面角度，背もたれ角度，座席の位置等の適正な調整を行わせることも重要となる。振動減衰に優れた運転座席への改善やこうした構造を有する車両の採用ができない場合には，クッション等を用いて振動の軽減に努めること。

　(2)　車両運転等の時間管理
　　　運転座席の姿勢拘束と振動ばく露に起因して，長時間の車両運転等の作業は，腰痛を発生させるおそれがある。長時間の車両運転等の作業に影響を与える要因は，総運転時間と一連続運転時間の長さである。適宜，小休止・休息を労働者に取らせ，一連続運転時間の長さを適切に管理することが重要となる。小休止・休息を取る際は，労働者は車両から降りてストレッチングなどを行い，腰背部等の筋疲労からの回復を十分図らせることが重要となる。厚生労働省は平成 12 年に「自動車運転者の労働時間等の改善のための基準」を改正し，運転者の過労防止のために，バスやタクシー，トラックの事業用自動車の運転者の勤務時間や乗務時間に係る基準を策定し，連続運転時間では 4 時間を超えないよう定めている。(http://www.mhlw.go.jp/bunya/roudoukijun/roudoujouken05/)

　　　さらに，車両運転が深夜等に及ぶ時には，良質で十分な時間の仮眠等についても配慮する必要がある。

　　　このリスクの回避・低減措置は腰痛予防対策だけでなく，安全運転という観点からも極めて重要である。

　(3)　荷物の積み卸し作業
　　　長時間の車両運転の直後に重量物を取扱うことは好ましくない。長時間車両を運転した後に重量物を取り扱う場合，小休止・休息及びストレッチングを行った後に作業を行わせること。ストレッチングについては，車両運転の作業でも活用できるような工夫をすること。車両運転作業等で活用できるストレッチングの具体例を参考 9「車両運転等の作業でのストレッチング」に示す。

99

(4) 構内作業場の環境の改善

　　構内作業場の作業床面は，不要な振動ばく露を軽減し，労働者が転倒やつまずきを防止するため，床面の凹凸がなく，防滑性，弾力性，耐衝撃性及び耐へこみ性に優れていることが望ましい。構内作業場は重量物の運搬や足もとや周囲の安全が確保できないほど暗い環境は望ましくないため，適切な照明環境を保つこと。さらには，労働者が寒冷に曝されたり，屋外や半屋外で寒風にさらされたりすることで，腰痛が悪化する可能性もあるため，適宜，休憩室等で暖が取れるように暖房設備を設ける等，保温対策にも心がけること。

　　なお，構内作業場は多くの労働者やフォークリフト等の車両が行き交うため，一般的に，通路と荷物やケージあるいはロールボックスパレット等の置き場は床面を色分けすることで作業場の安全性を確保しているが，こうした取り組みは，労働者が車両との衝突を避けようと不意の動作が生じたことによる腰痛を防止することにもつながる。また，フォークリフトや構内運搬車等による荷物の運搬に当たっては，車両の運行経路の単純化，戸口から遠い場所や狭あいな場所での作業をできるだけ少なくすること等は，一般的に，作業能率の向上や車両の安全な動線の確保という観点から取り組まれているが，こうした構内レイアウト等の改善は，不要な振動ばく露の軽減にもつながる。

(5) その他

　　車両運転等の作業に従事する際は，保温性・吸湿性・通気性を有し，動きやすい作業服や滑りにくい靴，必要な保護具を着用させる。動きやすい作業服とは，適切な姿勢や動作を妨げることのないよう伸縮性のあるもの，壁や床に汚れを気にすることなく，肘や膝等をつけられる素材であるものを指す。必要な保護具とは，例えば，腰部保護ベルトを指す。

　　腰部保護ベルトの腹圧を上げることによる体幹保持の効果については，見解が分かれている。職場では，装着により効果を感じられることもあるが，腰痛がある場合に装着すると外した後に腰痛が強まるということもある。また，女性労働者が，従来から用いられてきた幅の広い治療用コルセットを使用すると骨盤底への負担を増し，子宮脱や尿失禁が生じやすくなる場合があるとされている。このことから，腰部保護ベルトを使用する場合は，労働者全員に一律に使用させるのではなく，個人毎に効果を確認してから使用を考え，必要に応じて産業医（又は整形外科医，産婦人科医）に相談することが適当である。

　　このほか，腰痛健康診断や腰痛予防体操，腰痛で休業した労働者への復職支援等の健康管理，労働衛生教育等については「4　健康管理」や「5　労働衛生教育等」を参照すること。

4　リスクの再評価，対策の見直し及び実施継続

　　リスク回避・低減措置の実施後，新たな腰痛発生リスクが生じた場合や腰痛が実際に発生した場合は，担当部署や衛生委員会に報告し，腰痛発生の原因の分析と再発防止対策の検討を行うこと。腰痛等の発生報告は，腰痛者の拡大を防ぐことにつながる。

参考1　　　　腰痛健康診断問診票（例）

腰痛健康診断問診票 [1/2]

番号：	氏名：	生年月日： 　年　月　日（　歳）	性別：男・女
入社年月日：　　年　　月　　日（勤続　　年　　月）		健診年月日：　年　月　日	
検診機関名：			

次の各質問について、□内に選択肢の中から該当するものを、下線部に該当する事項をそれぞれ記入してください。

1. 業務歴
　　現在の業務に就く前に、他の業務を行ったことがありますか。
　　　　　　　　　　　　　　　　　　□ ① いいえ　② はい（業務の種類：＿＿＿＿＿）

2. 既往歴
　　以前に大きな病気にかかったことがありますか。
　　　　　　　　　　　　　　　　　　□ ① いいえ　② はい（病名：＿＿＿＿＿＿）

3. 腰痛歴
　　＜(1)で①と答えた場合は、4.に進んでください。＞

(1)	以前に腰痛になったことがありますか。	□ ① いいえ　② はい（初回は ＿＿年＿＿月ごろ）
(2)	初めて腰痛になったのは	□ ① 職場で　② 家庭生活で　③ 交通事故で　④ スポーツ中に　⑤ その他
(3)	その時の起こり方は	□ ① 急激に起こった　② 徐々に起こった
〇どんなときに		□ ア. 物を持ち上げた、降ろした、運んだ、よけた、拾った、押した、引いたとき　イ. 中腰で仕事をしていたとき　ウ. かがんで仕事をしていたとき　エ. 不自然な姿勢が続いて　オ. 立ち仕事をしていたとき　カ. 運転作業で　キ. 介護作業で　ク. 寒冷な場所で　ケ. 腰をひねった　コ. 腰を打撲した　サ. 尻餅をついた　シ. 高所から落ちた　ス. 寝返り動作で　セ. 洗顔時に　ソ. くしゃみをした　タ. その他
(4)	治療は	□ ① 何もしていない　② 家庭療法＿＿＿＿＿　③ 按摩・ハリ等　④ 医療機関で受診し、診療を受けた
(5)	その後現在に至るまでの症状は（坐骨神経痛、下肢のしびれを含む）	□ ① ＿＿＿回発生　② 初回から腰痛が持続している　③ 時折（季節・天候の変わり目、疲労時等に）腰痛を感じる程度　④ 初回以降腰痛はない　⑤ その他

4. 現在の症状（腰のつっぱり、倦怠感、重苦しさを含む）
　　＜(1)～(4)で①と答えた場合は、5.に進んでください。＞

(1)	現在、腰痛はありますか。	□ ① いいえ　② はい（ときどきある場合を含む）
(2)	現在の業務に就いてから腰痛が発生しましたか。	□ ① いいえ　② はい（ときどき）　③ はい（たびたび）
(3)	現在の業務に就いてから腰痛が激しくなりましたか。	□ ① いいえ　② はい
(4)	現在1月間に腰痛が発生しましたか。	□ ① いいえ　② はい
(5)	どんな時に腰が痛みますか。	□ ① 寝返りするとき　② 朝起床時　③ 洗顔時　④ 立ち上がり、又は座るとき　⑤ 立ち続けるとき　⑥ 中腰姿勢を続けるとき　⑦ かがんだ姿勢を続けるとき　⑧ 上を向いての作業時　⑨ 重量物を持ち上げ、又は保持する、人を抱き、又は抱いて移動するとき　⑩ 長時間腰掛け、又は座るとき　⑪ 運転時　⑫ 歩行時　⑬ その他

腰痛健康診断問診票 [2/2]

(6) 現在の痛みの強さは
□ ① ときどき休憩をしないと仕事が続かない
② 休憩をするほどではないが、かなり痛い
③ ときどき軽い痛みを感じる程度 ④ 腰がだるい程度

(7) 下肢に痛み、つっぱり、倦怠感、しびれがありますか。
□ ① いいえ ② はい（ときどきある場合を含む）

　○その下肢痛は（つっぱり、響く感じ、重苦しさ、倦怠感を含む）
□ ア. 臀部・大腿から膝まで　イ. 臀部・大腿から足まで　ウ. 足がしびれている　エ. 足に力が入らず
□ 歩きづらい

(8) 歩行は
□ ① 全く正常に歩行が可能である ② 歩行で疼痛、しびれ、脱力が生じる ③ 立ち止まって前傾、又はうずくまるとその痛み、しびれは軽快する

(9) 症状の変動は
□ ① 朝起床時又は動作のはじめに悪く、動いているうちにだんだんよくなる ② 動いているとだんだん悪くなる ③ せき、くしゃみにより悪くなる

　○天候に左右されますか。
□ ア. 天候に関係がある　イ. 天候に関係ない

　○入浴すると変化しますか。
□ a. 良くなる　b. 同じ　c. 悪くなる

(10) 現在腰痛の治療を受けていますか。
□ ① はい ② いいえ

5. 作業の状況

(1) 現在の業務について記入してください。
従事年数：_____ 年　作業内容：_____

(2) どのような作業環境が多いですか。
□ ① 屋外作業 ② 足場が狭い、不安定又は滑りやすい作業 ③ ゆれ、振動又は衝撃を伴う作業 ④ 寒冷な場所における作業 ⑤ その他

(3) どのような作業姿勢が多いですか。
□ ① 腰掛け作業 ② 座作業 ③ 中腰作業 ④ 立ち作業 ⑤ 上を向いての作業 ⑥ 極端に身体を前後に曲げる作業 ⑦ 運転作業 ⑧ その他

(4) 取り扱う対象は
□ ① 1人で___kg～___kgの物を取り扱うことが多い ② 重量物はほとんど取り扱わない ③ 介護作業が多い

(5) どのような作業形態が多いですか。
□ ① 持ち上げ作業 ② 降ろす作業 ③ 荷積み作業 ④ 荷降ろし作業 ⑤ 運ぶ作業 ⑥ 移動する作業 ⑦ 押し、又は引っ張る作業 ⑧ 介護作業 ⑨ その他

(6) ストレッチングをしていますか。
□ ① はい（定期的に） ② はい（ときどき） ③ いいえ

(7) 日常生活において運動をしていますか。
□ ① はい ② いいえ
種類：_____
頻度：___時間 × 週当たり___回程度

所見

　　　　　　　　　　　　　　　　　医師　　　　　㊞

第 8 章 資料

参考 2　　　　　　　　**腰痛健康診断個人票（例）**

　　　　　　　　　　　　　　　　健康診断年月日：＿＿＿年＿＿＿月＿＿＿日
氏名：＿＿＿＿＿＿＿＿＿＿　生年月日：＿＿＿年＿＿＿月＿＿＿日　性別：男・女

1．脊柱の検査
（1）姿勢異常
　① 側湾又は体軸の傾斜　　　　　＋　－
　② 腰部生理的前弯　　　　　　　減少／後彎、正常、増強
　③ その他　　　　　　　　　　　（具体的に：　　　　　　　　　　　　　　　　）
（2）脊柱の可動性及び疼痛
　① 前屈：指床間距離　　　＿＿＿＿＿cm　　② 前屈時疼痛　　　　　＋　－
　③ 後屈制限　　　　　　　＋　－　　　　　④ 後屈時疼痛　　　　　＋　－
　⑤ その他　　　　　　　　　　　（具体的に：　　　　　　　　　　　　　　　　）
（3）筋緊張
　① 傍脊柱筋緊張増加、硬結　　　左　＋　－　　　右　＋　－
　② その他　　　　　　　　　　　（具体的に：　　　　　　　　　　　　　　　　）
（4）圧痛、叩打痛

　　　　　　　　　　　　　　　　　　　　□　①傍脊柱筋部
　　　　　　　　　　　　　　　　　　　　□　②第三腰椎横突起部
　　　　　　　　　　　　　　　　　　　　□　③腸腰靱帯部
　　　　　　　　　　　　　　　　　　　　□　④棘突起
　　　　　　　　　　　　　　　　　　　　□　⑤棘突起間部（L　）
　　　　　　　　　　　　　　　　　　　　□　⑥後上腸骨棘部
　　　　　　　　　　　　　　　　　　　　□　⑦仙腸関節部
　　　　　　　　　　　　　　　　　　　　□　⑧上臀神経部
　　　　　　　　　　　　　　　　　　　　□　⑨坐骨神経部
　　　　　　　　　　　　　　　　　　　　　　（Valleix 圧痛）
　　　　　　　　　　　　　　　　　　　　□　⑩大腿神経部
　　　　　　　　　　　　　　　　　　　　□　⑪腸骨前上棘部
　　　　　　　　　　　　　　　　　　　　□　⑫腹斜筋部
　　　　　背　面　　　　　前　面　　　　□　⑬その他

2．神経学的検査
（1）緊張徴候（Tension sign）
　① 下肢進展挙上テスト　　　　　左　＋（　　）度　－　　右　＋（　　）度　－
　② 大腿神経進展テスト　　　　　左　＋　－　　　右　＋　－
（2）深部腱反射
　① 膝蓋腱反射　　　　　左　消失，減弱，正常，亢進　　右　消失，減弱，正常，亢進
　② アキレス腱反射　　　左　消失，減弱，正常，亢進　　右　消失，減弱，正常，亢進

103

（3）下肢知覚検査
　① 知覚障害　　　　左　＋　－　　　右　＋　－
　② 部位（　　　　　　　　　　　　　　　　　　　　　）
（4）筋力
　① 膝関節進展　　　左　正常　減弱　　右　正常　減弱
　② 足趾背屈　　　　左　正常　減弱　　右　正常　減弱
　③ 足趾底屈　　　　左　正常　減弱　　右　正常　減弱
　④ 腹筋　　　　　　左　正常　減弱　　右　正常　減弱
（5）筋萎縮
　① 臀筋　　　左　＋　－　右　＋　－
　② 前脛骨筋　左　＋　－　右　＋　－
　③ 下腿三頭筋　左　＋　－　　右　＋　－

3．脊柱機能検査
　　クラウス・ウェーバーテスト
（1）腹筋（上体起こし）
　① 筋力　　　　　　　正常　減弱
　② 筋持久力　　　　　正常　減弱
（2）背腰筋
　① 筋力　　　　　　　正常　減弱
　② 筋持久力　　　　　正常　減弱

4．その他（医師が必要と認める検査）

総合所見

　　　　　　　　　　　　　　　　　医師　　　　　　　　㊞

第8章　資料

参考3 「事務作業スペースでのストレッチング」(例)

事務作業スペースでのストレッチング

　事務作業を行う事務所には、机、ロッカー、椅子などがあります。それらをストレッチングの補助道具として利用します。なお、最近はキャスター付きの椅子や腰を下ろす部分が回転する椅子が多く利用されていますが、これらの椅子は転倒の危険がありますので、利用を控えましょう。

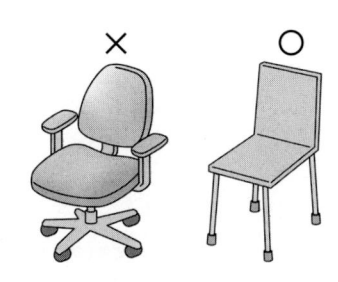

なお、実施する際は、"KY（危険予知）"を行い、安全であることを確認しましょう。

a. 事務機材を利用した大腿前面（太ももの前側）のストレッチング

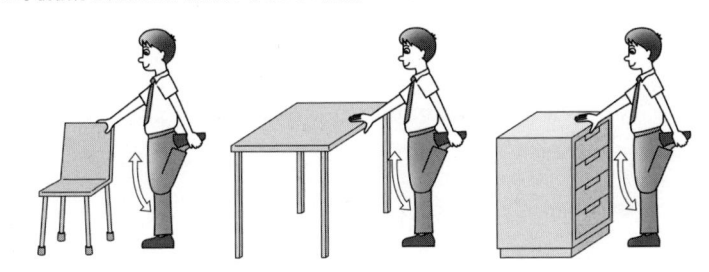

20～30秒間姿勢を維持し、左右それぞれ1～3回伸ばします

b. 椅子を利用した大腿前面（太ももの前側）、臀部（お尻）のストレッチング

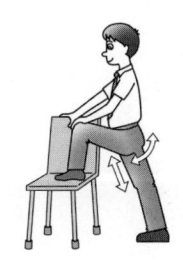

20～30秒間姿勢を維持し、左右それぞれ1～3回伸ばします

c. 事務機材を利用した下腿後面（ふくらはぎ）のストレッチング

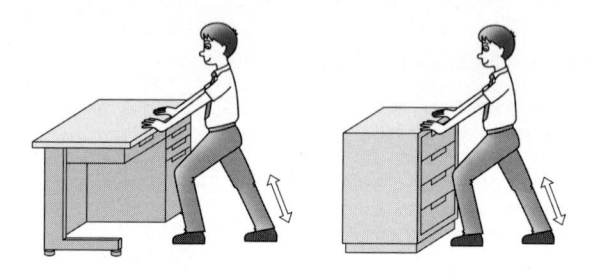

20〜30秒間姿勢を維持し、左右それぞれ1〜3回伸ばします

d. 事務機材を利用した上半身のストレッチング

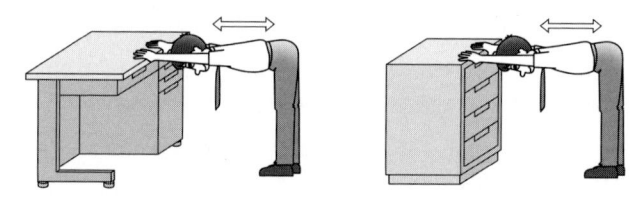

20〜30秒間姿勢を維持し、1〜3回伸ばします

e. 階段を利用したストレッチング

　　A: 大腿前面（太もも前側）、臀部（お尻）のストレッチング
　　B: 大腿後面（太もも後ろ側）のストレッチング

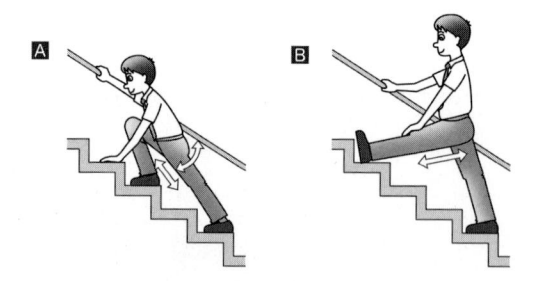

20〜30秒間姿勢を維持し、左右それぞれ1〜3回伸ばします

第8章 資料

参考4
平成21年4月9日付け厚生労働省労働衛生課長事務連絡
「介護作業者の腰痛予防対策のチェックリストについて」

介護作業者の腰痛予防対策チェックリスト

★チェックをする前に必ずお読みください。

〔目　的〕
　この「介護作業者の腰痛対策チェックリスト」（以下「チェックリスト」という。）は、「危険性又は有害性等の調査（リスクアセスメント）」の手法を踏まえて、介護作業において腰痛を発生させる直接的又は間接的なリスクを見つけ出し、リスク低減対策のための優先度を決定、対策を講じ、介護作業者の腰痛を予防することを目的としています。

〔対象・チェックリストの活用〕
　チェックリストの記入者は、介護作業に従事する方です。自分自身の作業内容や作業環境をチェックすることで、腰痛を引き起こすリスクを明確にすることができます。
　チェックリストを職場全体で実施することにより、他の作業者が感じたリスクについても情報が得られ、リスクに対する共通の認識を持つこともできます。
　また、事業者はチェックリストの結果を踏まえ、優先順位を決めるとともに、リスク低減のための対策を講じることが必要です。
　さらにリスク低減対策を検討するための参考として対策例を掲載しています。

〔内容・使用手順〕
　チェックリストは、「リスクの見積り」と「チェックリスト」の本体から成ります。
　「チェックリスト」の本体への記入は、「リスクの見積り」に記載された評価の基準を目安にします。「チェックリスト本体のリスクの見積り」欄の該当する評価に○印をつけ、それぞれの介護作業の「リスク」を決定します。「リスクの見積り」は、評価の例として掲載しています。

【チェックリストの本体への記入】
　1．該当する介護サービスの□にチェック（レ）を入れてください。
　2．行っている介助作業の□にチェック（レ）を入れてください。該当する介助作業がない場合は、「その他」の項目に作業内容を書き込んで使用してください。
　3．「リスクの見積り」の該当する評価に○を付けてください。
　　「リスク」は、その評価の一例として「リスクの見積り」において、a評価が2個以上で「高」、a評価が1個含まれるか又は全てb評価で「中」、bとcの評価の組み合わせ又は全てc評価で「低」としています。該当するものに○を付けてください。

〈チェックリスト記入例〉

②介助作業	具体的な作業内容	③リスクの見積り				リスク
		作業姿勢	重量負荷	頻度／作業時間	作業環境	
□着衣時の移乗作業	ベッド⇔車椅子 ベッド⇔ポータブルトイレ 車椅子⇔便座 車椅子⇔椅子 などの移乗介助	a. 不良 b.やや不良（○） c. 良	a. 大 b. 中（○） c. 小	a. 頻繁（○） b. 時々 c.ほぼなし	a.問題あり b.やや問題 c.問題なし（○）	高 中（○） 低

107

〔事業者の皆様へ〕
1　介護作業者の皆様へ配布する際の留意事項
　　チェックリストの氏名などの記入欄には職場名や氏名などの基本事項のほか、身長、体重、年齢などの個人情報を含む記入欄を設けていますが、必ずしも全てを記入していただく必要はありません。これらは介護作業における腰痛対策を推進する際、必要に応じて記入していただくために設けています。
　　介護作業者の皆様にチェックリストを配布する際は、使用目的を明確にし、記入すべき記入欄について理解を得ていただくよう配慮してください。

2　腰痛予防を推進するための対策について
　　介護作業者の腰痛予防を進めるため、「職場における腰痛予防対策指針－抜粋－」を添付いたしましたので、対策を推進する際の資料としてご活用ください。

第8章　資料

【リスクの見積り】（例）

〔作業姿勢〕

作業姿勢	基準（内容の目安）	評　価
大いに問題がある	・前屈、中腰、坐位姿勢になる作業において、適切な作業姿勢ができていない。 ・腰をひねった姿勢を長く保つ作業がある。 ・不安定で無理な姿勢が強いられるなど。	a　不良
やや問題がある	・前屈、中腰、坐位姿勢になる作業において、適切な作業姿勢を意識しているが十分に実践できていない。	b　やや不良
ほとんど問題なし	・適切な作業姿勢を実践している。	c　良

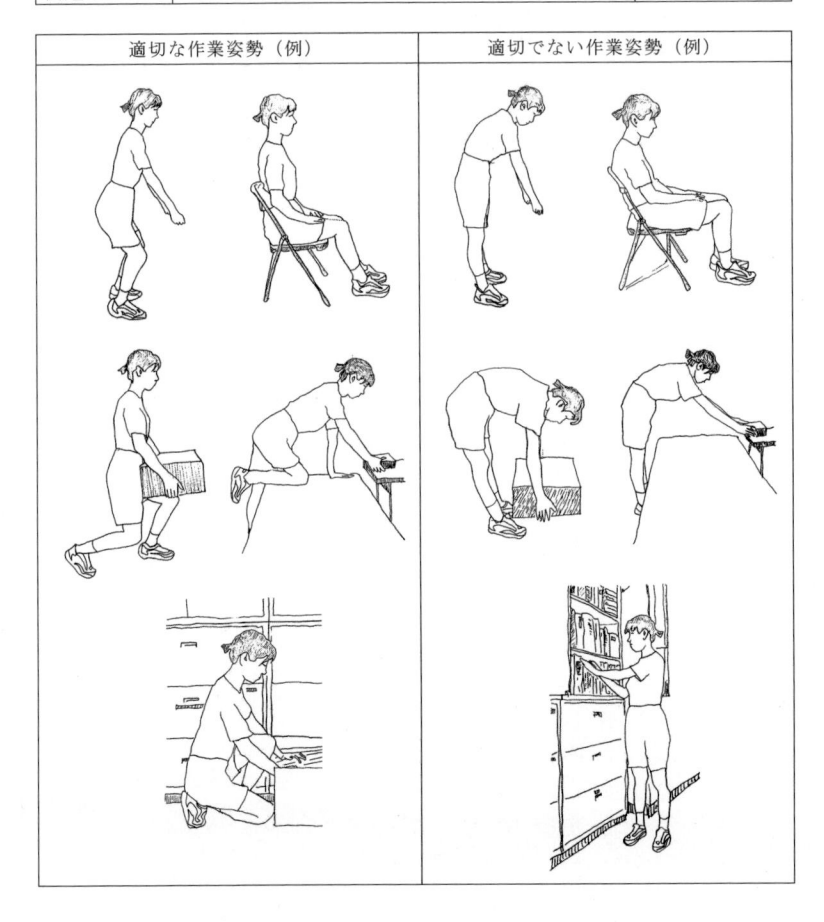

適切な作業姿勢（例）	適切でない作業姿勢（例）

109

〔重量負荷〕

重量負荷	基準（内容の目安）	評価	
かなり大きい	・要介護者または重量物を持ち上げるなどの作業において、介護作業者1人あたりの重量負荷が20kg以上になる。	a	大
やや大きい	・要介護者または重量物を持ち上げるなどの作業において、介護作業者1人あたりの重量負荷はあるが20kg未満である。	b	中
小さい	・重量負荷はほとんどない	c	小

〔作業頻度・作業時間〕

頻度	基準（内容の目安）	評価	
頻繁にある	・腰に負担のかかる動作が1時間あたり十数回になる。 ・腰に負担のかかる動作が数回程度連続することが切れ目なく続く。	a	頻繁
時々ある	・腰に負担のかかる回数が1時間あたり数回程度である。 ・腰に負担のかかる動作が連続することがあるが、腰部に負担の少ない軽作業との組合せがある。	b	時々
あまりない	・腰に負担のかかる回数が1日に数回程度	c	ほぼなし

作業時間	基準（内容の目安）	評価	
時間がかかる	・同一姿勢が10分以上続く作業がある	a	長い
やや時間がかかる	・同一姿勢が数分程度続く作業がある	b	やや長い
あまりない	・同一姿勢が続くような作業はほとんどない	c	短い

〔作業環境〕

作業環境	基準（内容の目安）	評価	
大いに問題がある	・作業場所が狭い（作業場所が確保できない）、滑りやすい、段差や障害物がある、室温が適切でない、作業場所が暗い、作業に伴う動作、姿勢を考慮した設備の配置などがなされていない。	a	問題あり
やや問題がある	・対策が講じられてある程度問題は解決されているが、十分ではない。	b	やや問題
ほとんど問題はない	・適度な作業空間がある、滑り転倒などの対策ができている、段差や障害物がない、適切な室温が保たれている、適切な明るさである、作業に伴う動作、姿勢を考慮した設備の配置などが配慮されている。	c	問題なし

第8章 資料

【リスク】(例)
　それぞれの介助作業でのレベル「a」、「b」、「c」の組合せによりリスクの程度を見積り、リスク低減対策の優先度を決定します。次の表は、その一例です。

リスク	評価の内容	評価
高	「a」の評価が2個以上含まれる	腰痛発生リスクは高く優先的にリスク低減対策を実施する。
中	「a」の評価が1個含まれる、又は全て「b」評価	腰痛発生のリスクが中程度あり、リスク低減対策を実施する。
低	「b」と「c」の評価の組合せ、又は全て「c」評価	腰痛発生のリスクは低いが必要に応じてリスク低減対策を実施する。

【リスクの見積り(例)及び
　介護作業者の腰痛対策チェックリストについて】

　ここで示した「リスクの見積もり」及び「介護作業者の腰痛対策チェックリスト」はリスクアセスメントの手法を踏まえて、その例として作成しました。
　施設などによって介護作業者の職場環境もそれぞれ異なること等から、必要に応じて本票の例を参考に、皆様の施設などにあったリスクの見積り、チェックリストを作成してください。
　職場環境などを踏まえて、評価基準の変更、リスクの見積りの点数化などの方法もあります。

介護作業者の腰痛予防対策チェックリスト

職場名：
氏名：
身長：　　　cm　体重：　　　kg

記入日：　　　年　　　月　　　日
性別：　男・女　年齢：　　　歳
腰痛の有無：　有・無

【使用方法】
① 該当する介護サービスの□にチェック（✓）を入れてください。
② 行っている介助作業の□にチェック（✓）を入れてください。該当する介助作業がない場合は、「その他」の項目に作業内容を書き込んで使用してください。
③ 「リスクの見積り」の該当する評価に○を付けてください。「リスク」は、「リスクの見積り」の、それぞれの評価（a、b、c）において a 評価が1個以上で「高」、a 評価が1個または b 評価が2個以上で「中」、b との評価の組み合わせ又は全て b 評価で「中」、c 評価で「低」にのをつけてください。
④ 「リスクを低減するための対策例」を参考に対策を検討してください。

①介護サービス： □施設介護 ／ □デイケアサービス ／ □在宅介護

②介助作業	具体的な作業内容	作業姿勢	③リスクの見積り 重量負荷	頻度/作業時間	作業環境	リスク	リスクの要因例	④リスクを低減するための対策例（概要）
□着衣時の移乗介助	ベッド⇔車椅子、ベッド⇔ポータブルトイレ、車椅子⇔便座、車椅子⇔椅子、車椅子⇔ストレッチャーなどの移乗介助	a 不良 b やや不良 c 良	a 大 b 中 c 小	a 頻繁 b 時々 c ほぼなし	a 問題あり b やや問題 c 問題なし	高 中 低	・前屈や中腰の抱え上げ ・要介護者との距離が遠く、不安定な姿勢での移乗	・リフト、スライディングボード等移乗介助に適した介護機器を導入する。 ・身体の近くで支え、腰の高さよりに持ち上げない、背中を伸ばしたり、身体を後ろに反らさない。 ・重い要介護者は、複数の者で行なう。 ・中腰や腰をひねった姿勢の作業等は、小休止・休息、他の作業との組合せ等を行なう。 ・特定の介助者に作業が集中しないよう配慮する。
□非着衣時の移乗介助	要介護が服を着ていない時の入浴、身洗、洗髪に伴う移乗介助	a 不良 b やや不良 c 良	a 大 b 中 c 小	a 頻繁 b 時々 c ほぼなし	a 問題あり b やや問題 c 問題なし	高 中 低	・介護者が服を掴めないしての不安定な抱え上げ ・前屈や中腰姿勢での移乗 ・手がすべるなどの不意な事故で腰に力を入れるなど	・リフト等の介助機器、機械浴などの設備、入浴用のための介護用具の設備を整備する。 ・介護者の近くで支え、腰の高さよりに持ち上げない、背中を伸ばしたり、身体を後ろに反らさない。 ・重い要介護者は、複数の者で行なう。 ・中腰や腰をひねった姿勢の作業等は、小休止・休息、他の作業との組合せ等を行なう。 ・特定の介助者に作業が集中しないよう配慮する。
□移動介助	要介護者を支えながらの歩行介助、車椅子での移動介助	a 不良 b やや不良 c 良	a 大 b 中 c 小	a 長い b やや長い c 短い	a 問題あり b やや問題 c 問題なし	高 中 低	・前屈や中腰姿勢、抱える姿勢を強いる。 ・要介護者との歩行速度の不一致 ・要介護者が腕をそうじことで要介護者との移動の障害となるような段差など	・杖、歩行器、介助用ベルト等の介護用具、手すりをどの設備を活用する。 ・体重の重い要介護者は、複数の者で介護する。 ・通路及び各部屋に移動の障害となるような段差を設けないなど。
□食事介助	座位姿勢のとれる要介護者の食事介助、ベッド脇での食事介助	a 不良 b やや不良 c 良	a 大 b 中 c 小	a 長い b やや長い c 短い	a 問題あり b やや問題 c 問題なし	高 中 低	・体をひねったり、バランスの悪い姿勢での介助 ・長い時間に及ぶ同一姿勢など	・椅子に座って要介護者の正面を向いて、ベッド上では膝枕の姿勢をとる。 ・同一姿勢を長く続けないなど。

第8章 資料

②介助作業	具体的な作業内容	③リスクの見積り 作業姿勢	重量負荷	頻度/作業時間	作業環境	リスク	リスクの要因例	④リスクを低減するための対策例（概要）
□体位変換	褥瘡などの障害を予防するための体位変換。寝ていた位置の修正。ベッドまたは布団から要介護者を起きさがらせる介助	a 不良 b やや不良 c 良	大 中 小	頻繁 時々 ほぼなし	問題あり やや問題 問題なし	高 中 低	・前屈や中腰姿勢で要介護者を引いたり、押し上げたり、持ち上げたりする介助など	・ベッドは要介護者の移動容易などの姿勢を整えるとともに活用する介護機器を導入する。スライディングシートなどの介護機器を導入する。・体重の重い要介護者は、複数の者で介護するなど。
□清拭介助整容・更衣介助	要介護者の体を拭く介助、衣服の脱着衣の介助、身だしなみの介助など	a 不良 b やや不良 c 良	大 中 小	頻繁 時々 ほぼなし	問題あり やや問題 問題なし	高 中 低	・体をひねったり、バランスの悪い姿勢、前屈や中腰姿勢での介助など	・ベッドは高さ調整が可能なものを整備する身体の近くで支える。・腰や要介護者をひねった姿勢などでは、小休止・休息、他の作業との組合せなどを行わないなど。
□おむつ交換	ベッドや布団上でのおむつ交換	a 不良 b やや不良 c 良	大 中 小	頻繁 時々 ほぼなし	問題あり やや問題 問題なし	高 中 低	・前屈や中腰姿勢で要介護者の身体を持ち上げたり、支えたりする介助など	・ベッドは高さ調整が可能なものを整備する身体の近くで支える。・腰や要介護者をひねった姿勢や、中腰や中腰姿勢等では、小休止・休息、他の作業との組合せなどを行わないなど。
□トイレ介助	トイレでの排泄に伴う脱着衣、洗浄、洗身、便座への移乗などの介助	a 不良 b やや不良 c 良	大 中 小	頻繁 時々 ほぼなし	問題あり やや問題 問題なし	高 中 低	・狭いトイレでの前屈や中腰姿勢での身体を持ち上げたり、支えたりする介助など	・介助用ベルト等の介護用具、手すりなどの設備を整備する。・腰や要介護者を身体の近くで支える。・中腰や中腰姿勢の近くや十分な広さを有する作業空間を確保するなど。
□入浴介助	一般浴、機械浴における服の脱着衣、入浴、身洗、洗髪などの介助	a 不良 b やや不良 c 良	大 中 小	頻繁 時々 ほぼなし	問題あり やや問題 問題なし	高 中 低	・無理な姿勢での前屈、中腰姿勢での洗身、洗髪などの介助・滑りやすい床で急に腰部に力がかかる助動作など	・介助用浴槽などの助機器などの設備の整備を導入する。・浴槽、洗身台、シャワー設備などの配置による介護者の無理な移動がなくなるよう、シャワー設備等の無理な身長に適合したものを使用する。・浴槽や床板などを使用する。・腰や要介護者を身体の近くで支える。・体重の重い要介護者は、複数の者で介護するなど。
□送迎業務	送迎車への移乗、居宅から送迎車までの移動など	a 不良 b やや不良 c 良	大 中 小	頻繁 時々 ほぼなし	問題あり やや問題 問題なし	高 中 低	・送迎車への車椅子の乗り下ろし・要介護者を抱きかかえての移動、移乗など	・体重の重い要介護者は、複数の者で介護する。・腰や要介護者を身体の近くで介護する方法。・道路及び各部屋に支障となるような段差などを設けないなど。
□生活援助	調理、洗濯、掃除、買い物など	a 不良 b やや不良 c 良	大 中 小	長い やや長い 短い	問題あり やや問題 問題なし	高 中 低	・前屈や中腰姿勢での作業・長い時間に及ぶ同一姿勢など	・腰に負担のかかりにくいモップなどの生活用品を使用する。・腰や要介護者をひねった姿勢などでは、小休止・休息、他の作業との組合せなどを行わないなど。
□その他		a 不良 b やや不良 c 良	大 中 小	頻繁 時々 ほぼなし	問題あり やや問題 問題なし	高 中 低		

参考5
介護・看護作業等におけるアクション・チェックリスト（例）

　まず、チェックを行う職場の範囲を決める。次に、チェックリスト全体にまず目を通し、チェックを始める前に、対象とする作業現場をじっくり巡回する。各項目を注意深く読み、その項目の指摘する改善策が当てはまるかどうかを確認する。もし必要なら、担当者か労働者に質問する。対策がその現場では該当しない、あるいは、必要ないなら、「この対策を提案しますか？」の答えの「該当せず」あるいは「いいえ」のところに✔をつける。その対策を新たに取るべきだと考えるなら、「はい」のところに✔をつける。全項目をチェックしたら、「はい」に印をつけた項目をもう一度みる。「はい」をつけた項目のうち、最も重要と考えられる項目をいくつか選んで、「優先」のところに✔をつける。終了する前に、項目ごとに「いいえ」か「はい」のいずれかに✔がついていること、いくつかの項目について「優先」のところに印がつけられていることを確かめる。

　ここでは施設介護を想定したアクション・チェックリストの例を示す。実際には、それぞれの職場で用いる際には適宜、チェック項目の文案等を変更したり、増やしたりして用いること。

【福祉用具（機器・道具）の状況】
1) 福祉用具は、対象者の状態にあったものを配備する
　　　　この対策を提案しますか？　　□該当せず　□いいえ　□はい→□優先（具体的に　　　　　　　）
2) 福祉用具は、出し入れしやすい場所に置く
　　　　この対策を提案しますか？　　□該当せず　□いいえ　□はい→□優先
3) 福祉用具は、定期的に管理・点検を行う
　　　　この対策を提案しますか？　　□該当せず　□いいえ　□はい→□優先

【作業管理】
4) 対象者を抱え上げるときは、リフトを使用する
　　　　この対策を提案しますか？　　□該当せず　□いいえ　□はい→□優先
5) 介助時にスライディングシートを活用し、前かがみ、中腰姿勢やねじり・ひねり姿勢、不安定な姿勢が少なくなるよう工夫する
　　　　この対策を提案しますか？　　□該当せず　□いいえ　□はい→□優先
6) 同一姿勢が連続しないよう、できるだけ他の作業と組み合わせる
　　　　この対策を提案しますか？　　□該当せず　□いいえ　□はい→□優先
7) 労働者の腰背部等の筋疲労からの回復を十分図れるよう、適宜、小休止や休息を取る
　　　　この対策を提案しますか？　　□該当せず　□いいえ　□はい→□優先
8) 小休止や休息、介護作業の合間にストレッチングを適宜行う
　　　　この対策を提案しますか？　　□該当せず　□いいえ　□はい→□優先
9) 夜勤では交代で仮眠をとる
　　　　この対策を提案しますか？　　□該当せず　□いいえ　□はい→□優先

【作業環境】
10) 室内を快適な温湿度に保つ
　　　　この対策を提案しますか？　　□該当せず　□いいえ　□はい→□優先

11) 作業時の安全が確認できるように照明を明るくする
 この対策を提案しますか？　　□該当せず　□いいえ　□はい→□優先
12) 階段・廊下・室内などの床を滑りにくくする
 この対策を提案しますか？　　□該当せず　□いいえ　□はい→□優先
13) 階段・廊下・室内などの段差を解消する
 この対策を提案しますか？　　□該当せず　□いいえ　□はい→□優先
14) 介助するに必要十分な作業空間を確保する
 この対策を提案しますか？　　□該当せず　□いいえ　□はい→□優先
15) 快適でゆっくりとくつろげる、リフレッシュに適した休憩場所を設ける
 この対策を提案しますか？　　□該当せず　□いいえ　□はい→□優先

【健康管理】
16) 腰痛検診を実施し、事後措置を適切に行う
 この対策を提案しますか？　　□該当せず　□いいえ　□はい→□優先
17) 始業前には腰痛予防体操を行う
 この対策を提案しますか？　　□該当せず　□いいえ　□はい→□優先
18) ストレス対策や長時間労働対策を講じる
 この対策を提案しますか？　　□該当せず　□いいえ　□はい→□優先
19) 敷地内禁煙（又は建物内禁煙）を徹底する
 この対策を提案しますか？　　□該当せず　□いいえ　□はい→□優先

【その他】
20) 有給休暇を消化する
 この対策を提案しますか？　　□該当せず　□いいえ　□はい→□優先
21) 時間外労働を減らす
 この対策を提案しますか？　　□該当せず　□いいえ　□はい→□優先
22) 深夜勤務の回数を適切に調整する
 この対策を提案しますか？　　□該当せず　□いいえ　□はい→□優先
23) 労働者を必要数確保し、適正に配置する
 この対策を提案しますか？　　□該当せず　□いいえ　□はい→□優先
24) 腰痛がある労働者や職場復帰した労働者に対する支援体制を整備する
 この対策を提案しますか？　　□該当せず　□いいえ　□はい→□優先
25) 福祉用具（機器・道具）の正しい操作方法を訓練する
 この対策を提案しますか？　　□該当せず　□いいえ　□はい→□優先
26) ストレッチングの研修を行う
 この対策を提案しますか？　　□該当せず　□いいえ　□はい→□優先
27) 作業しやすい作業服や手袋・靴等の必要な保護具を支給する
 この対策を提案しますか？　　□該当せず　□いいえ　□はい→□優先
28) 暴言・暴力等に対応する体制を整える
 この対策を提案しますか？　　□該当せず　□いいえ　□はい→□優先

参考6
作業標準の作成例

　作業標準は様々な職場で作成されている。ここでは介護・看護作業における作業標準を例示するが、介護・看護の質を確保し、対象者にとっても安全な作業標準、なおかつ、労働者にとって腰痛発生のリスクの小さい作業方法や作業手順に注目した作業標準の作成を考える。

　労働者の腰痛予防対策という観点から介護・看護作業における作業標準を作成するにあたり、時間に合わせて作業標準を定めると、腰痛発生のリスクが高まる結果となり、また、対象が物ではなく人であることから、以下のポイントが重要となる。

- 対象者ごとに、場面別に、作成する。
- 対象者や作業環境等の情報を収集し、アセスメント（評価）を行うことが基本となる。
- 作業標準の作成にあたっては、労働者の特性、技能レベルや健康状態等を考慮すべきである。例えば、性別、筋力の大小、ベテランや新人の別、腰痛の有無などを十分に考慮した上で作業標準を作成すること。
- 「危険だから絶対にしてはいけないこと」がある場合は、明確に示す。

　米国の労働省安全衛生局（Occupational Safety and Health Administration）が公表した「介護施設向けのガイドライン」で示されているフローチャートで、介護施設での患者の移乗（ベッド⇔いす、いす⇔トイレ、いす⇔いす、自動車⇔いす）において、作業方法を選択する考え方がわかりやすく示されている。このように患者の状態をアセスメントし、どのような移乗手段を選択するのか、作業標準を作成する上で重要なポイントとなる。

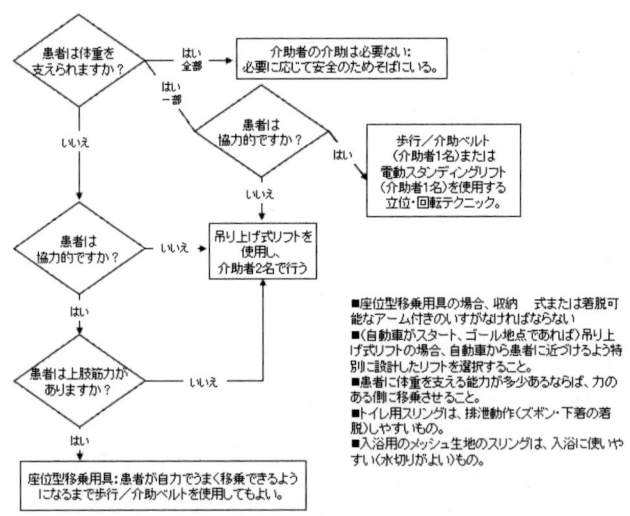

移乗：ベッド⇔いす、いす⇔トイレ、いす⇔いす、自動車⇔いす

（出典：Guidelines for Nursing Homes Ergonomics for the Prevention of Musculoskeletal Disorders, OSHA, 2009）

　対象者の状態と作業環境を仮定し、対象者の評価を行った上で作業標準を作成した例を以下に示す。あくまでも参考例であり、各職場に合った作業標準を作成すること。

第 8 章　資料

施設介護における作業標準の作成例

1）全介助を要する事例の場合
＜対象者＞
75歳、男性、身長170cm、体重60kg
脳出血後遺症による右片麻痺および生活不活発病（廃用性症候群）あり。
麻痺と筋力低下により、右手と右足は全く力が入らない。
左手と左足は、少し力を発揮できる日もあるが、発揮できない日の方が多い。
＜作業環境＞
・　電動ベッドを反対側に人が入れるスペースをあけて配置
・　ベッドに固定式リフトが設置されている
・　スライディングシートあり
＜評価（アセスメント）シート＞

対象者の状態	評価
体格	身長170cm、体重60kg
歩行	(不可)　不安定（要介助）　可（見守り）　自立
立位保持	(不可)　不安定（要介助）　可（見守り）　自立
座位保持	不可　不安定（要介助）　可（見守り）　自立
移乗	全(介助)　部分介助　見守り　自立
排泄	おむつ(使用) ポータブルトイレ使用・・・要介助　　見守り　　自立 トイレ使用・・・・・・・・要介助　　見守り　　自立
入浴	全介助（特殊浴槽　リフト浴）　部分介助　自力で可（見守り）　自立
移動	車いすを使用　歩行を介助　可（見守り）　自立
食事	全(介助)　部分介助　見守り　自立 嚥下困難・・・いつもあり　時々(あり)　なし
清潔・整容	全(介助)　部分介助　見守り　自立
褥瘡	(あり)　ないが生じやすい　なし
意思疎通	困難（認知症　難聴）　困難(なこと)あり　可能
介護の協力	拒否あり　時々拒否　協(力的)
その他 留意事項	難聴があるが、はっきり大きな声で話しかければ意思疎通可能。 今後、座位保持が更に困難になる、褥瘡が頻発する、誤嚥しやすくなる等、状態の変化が見られれば、速やかに作業標準の見直しを行う。

＜移乗介助における作業標準例＞
○対象者の身長と体重が一般的には大柄といえるので、原則として複数で介助し、リフトを使用する。
○やむを得ず人力で抱え上げる必要が生じたときは、身長差の少ない介護者2人以上で行う。ただし、複数人での抱え上げは、前屈や中腰等の不自然な姿勢による腰痛の発生リスクが残るため、抱え上げる対象者にできるだけ近づく、腰を落とす等、腰部負担を少しでも軽減する姿勢で行う。
○移乗介助の手順
　ベッドから車いすへの移乗介助
　　①　はっきり大きな声で「今から車いすに座ります」と話しかける。そのとき、姿勢が前かがみにな

117

らないようにする。
② ベッドを介助者の腰部付近まで上げる。
③ スリングシートを対象者の下に敷き込む。
④ リフトのハンガーに、スリングシートのフックを引っ掛ける。
⑤ 対象者に声をかけながら、リフトを操作し、車いすに移乗させる。その際、対象者が深く座るように注意しながら、車いすに下ろす。
⑥ ハンガーからスリングシートのフックを外す。スリングシートは引き抜かず、フックの部分が車いすの車輪に巻き込まれないようにしておく。
⑦ 背中にクッションを入れて、座位姿勢を安定させる。

<u>車いすからベッドへの移乗介助</u>
① ベッドが、介助者の腰付近の高さになっていることを確認する。
② はっきり大きな声で「今からベッドに座ります」と話しかける。そのとき、姿勢が前かがみにならないようにする。
③ 対象者の下に敷き込んであるスリングシートのフック部分を、リフトのハンガーに引っ掛ける。
④ 対象者に声をかけながら、リフトを操作し、ベッドに移乗させる。その際、対象者がベッドの中央にくるように注意しながら、仰臥位の状態でベッドに下ろす。
⑤ ハンガーからスリングシートのフックを外す。
⑥ スリングシートを引き抜き、対象者の体勢を整えてからベッドの位置を下げる。

2）部分介助を要する事例の場合
＜対象者＞
70歳、女性、身長145cm、体重40kg
脳梗塞後遺症による左不全麻痺と生活不活発病（廃用性症候群）による筋力低下あり。
左手は力が入らないが、右手はサイドレールや手すりを持つことができる。
＜作業環境＞
・電動ベッドを反対側に人が入れるスペースをあけて配置
・車いすは、アームサポート（アームレスト）とフットサポート（フットレスト）が外せるタイプ
・スライディングボードあり
＜評価（アセスメント）シート＞

対象者の状態	評価
体格	身長145cm、体重40kg
歩行	不可　不安定　(要介助)　可（見守り）　　自立
立位保持	不可　不安定　(要介助)　可（見守り）　　自立
座位保持	不可　不安定（要介助）　可（見守り）　　自立
移乗	全介助　部分介助　見守り　　自立
排泄	おむつ使用　　（常時　夜のみ） ポータブルトイレ使用・・・要介助　　見守り　　自立 トイレ使用・・・・・・・要介助　　見守り　　自立
入浴	全介助（特殊浴槽　リフト浴）　部分介助　自力で可（見守り）　　自立
移動	車いす使用　歩行で介助　可（見守り）　　自立
食事	全介助　部分介助　見守り　　自立 嚥下困難・・・いつもあり　　時々あり　　なし

第8章 資料

清潔・整容	全介助　部分介助　見守り　自立
褥瘡	あり　ないが生じやすい　なし
意思疎通	困難（認知症　難聴）　困難なことあり　可能
介護の協力	拒否あり　時々拒否　協力的
その他	歩行介助を行うが、力が入らないときは車いすを使用
留意事項	常に手足に力が入らないような状態になった場合、速やかに作業標準の見直しを行う。

＜ベッドから車いすへの移乗介助における作業標準例＞
○2人での介助が望ましいが1人の介助者でも可能。
○緊急時など、どうしても人力で抱え上げざるを得ない場合、対象者の体重が40kgで一般的には小柄とされるかもしれないが、1人での抱上げは腰痛発生リスクが高いので、身長差の少ない介護者2人以上で行う。
○対象者の残存機能を活かした介護を行うため、対象者の健側（右側）から介助する。
○リフトを使わず、スライディングボードを利用する。
○車いすは、体格に合ったものを選定する。また、座位姿勢を整えるため、クッション等を利用する。
○手順
　①車いすを、対象者の頭側に30度ぐらいの角度でセットし、両側フットサポート（フットレスト）と左側のアームサポート（アームレスト）を外しておく。
　②ベッドを上げて介助者が作業しやすい高さにする。
　③ギャッチアップを使用して対象者を起こし、次いで右手でベッドのサイドレールを持つように言いながら、対象者が端座位をとるよう介助する。
　④ベッド高を車いすの座面よりやや高い位置に調整する。
　⑤スライディングボードをセットする時は、対象者に少し右の臀部を上げてもらうよう、声かけする。
　⑥対象者には右手で車いすのアームレストを掴むよう、声かけをする。
　⑦介助者はしっかり腰をおとして、対象者の左側から体幹を支えるように車いすの方に押して、車椅子への移乗を介助する。
　⑧移乗が完了したら、対象者が車いすに深く腰掛けているかを確認してからボードを抜く。
　⑨アームサポート（アームレスト）とフットサポート（フットレスト）をセットする。この時、介助者は、中腰にならないよう、膝をついて作業する。

訪問介護における作業標準の作成例

<対象者>
　70歳、女性、身長150cm、体重50kg
　脳梗塞後遺症による左不全麻痺と生活不活発病（廃用性症候群）による筋力低下あり。
　左手は力が入らないが、右手はサイドレールや手すりを持つことができる。
　座位保持は、ベッド上でギャッチアップ、もしくは車いす上で可能。
　立位保持は、調子がいいときは健側の足に多少力をいれることができる。
　移乗、入浴、排泄、食事は、原則として部分介助。
　ホームヘルパーの説明に対する理解は可能で、介護拒否は見られない。

<作業環境>
　ベッドは電動式。
　車いすは、アームサポート（アームレスト）とフットサポート（フットレスト）の着脱が可能なタイプ。
　移乗用のリフトは導入されていない。スライディングボードと持ち手つきベルトは使用可能。
　排泄は、ベッドサイドのポータブルトイレを使用。夜間のみ紙おむつを使用。
　必要なところには手すりが取り付けられており、段差も解消されている。
　対象者家族はホームヘルパーに協力的。

<ベッドから車いすへの移乗介助における作業標準例>
a. 車いすを、対象者の足側に30度ぐらいの角度でセットし、両側フットサポート（フットレスト）と左側のアームサポート（アームレスト）を外しておく。
b. ベッドを上げてホームヘルパーが作業しやすい高さにする。
c. ギャッチアップを使用して利用者を起こし、次いで対象者に右手でベッドのサイドレールを持つように言いながら、端座位をとってもらう。
d. ベッド高を車いすの座面よりやや高い位置に調整する。
e. スライディングボードをセットする時は、利用者に少し右の臀部を上げてもらうよう、声かけをする。
f. 対象者には右手で車いすのアームレストを掴むよう、声かけをする。
g. ホームヘルパーはしっかり腰をおとして、対象者の左側から体幹を支えるように車いすの方に押して、ボード上をすべってもらう。
h. 移動したら、対象者が車いすに深く腰掛けているかを確認してからボードを抜く。
i. アームサポート（アームレスト）とフットサポート（フットレスト）をセットする。この時、中腰にならないよう、膝をついて作業する。

<留意事項>
　できるだけ、対象者の自然な動きや残存能力を生かして介助を行うが、日や時間帯により、手や足に力が入らない場合がある。
　常に手足に力が入らないような状態になった場合、速やかに作業標準の見直しを行う。

第8章　資料

参考7 「介護・看護作業等でのストレッチング」(例)

廊下、フロアなどで行うストレッチング

　介護施設には手すり、テーブル、椅子、受付カウンターなどがあります。それらをストレッチングの補助道具として利用します。

a. 手すり、椅子などを利用した大腿前面（太ももの前側）のストレッチング

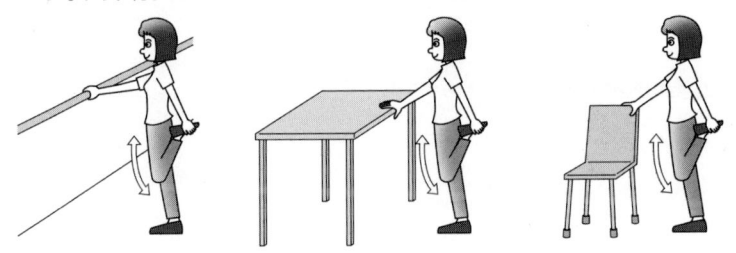

20〜30秒間姿勢を維持し、左右それぞれ1〜3回伸ばします

b. 手すり、椅子などを利用した下腿後面（ふくらはぎ）のストレッチング

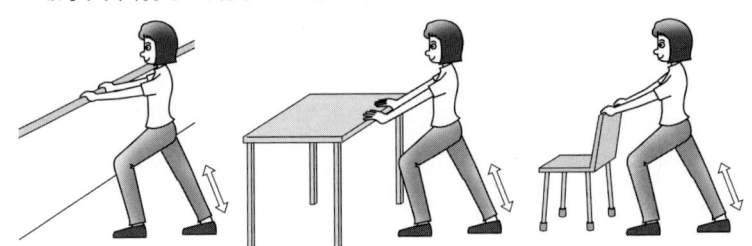

20〜30秒間姿勢を維持し、左右それぞれ1〜3回伸ばします

c. 手すり、壁を利用した体側のストレッチング

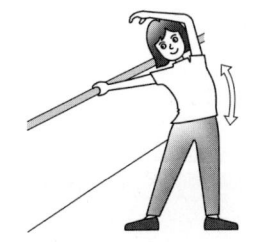

20〜30秒間姿勢を維持し、
左右それぞれ1〜3回伸ばします

d. 手すり、壁を利用した大腿外側部（太ももの外側）・臀部（お尻）・腹部のストレッチング

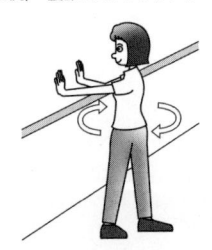

壁に背を向けて立ち、上体を壁に向けひねります。
20〜30秒間姿勢を維持し、左右それぞれ1〜3回伸ばします

121

e. 手すり、机などを利用した上半身のストレッチング

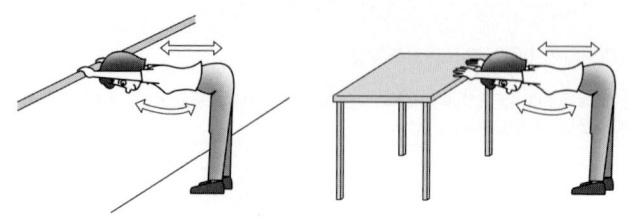

20〜30秒間姿勢を維持し、1〜3回伸ばします

f. 手すりを利用した背中のストレッチング

g. 廊下やその他のスペースで行う大腿後面（太ももの後ろ側）のストレッチング

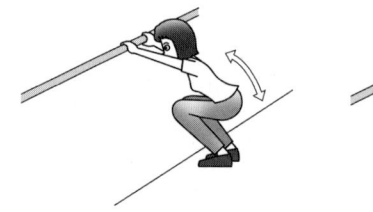

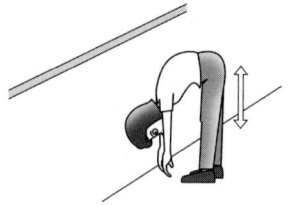

第8章　資料

参考8

車両運転等の作業におけるアクション・チェックリスト（例）

　まず、チェックを行う職場の範囲を決める。次に、チェックリスト全体にまず目を通し、チェックを始める前に、対象とする作業現場を数分間巡回する。各項目を注意深く読み、その項目の指摘する改善策が当てはまるかどうかを確認する。もし必要なら、担当者か労働者に質問する。対策がその現場では該当しない、あるいは、必要ないなら、「この対策を提案しますか？」の答えの「該当せず」あるいは「いいえ」のところに✔をつける。その対策を新たに取るべきだと考えるなら、「はい」のところに✔をつける。全項目をチェックしたら、「はい」に印をつけた項目をもう一度みる。「はい」をつけた項目のうち、最も重要と考えられる項目をいくつか選んで、「優先」のところに✔をつける。終了する前に、項目ごとに「いいえ」か「はい」のいずれかに✔がついていること、いくつかの項目について「優先」のところに印がつけられていることを確かめる。

作業名：　運転作業
【運転座席の改善】　※できるだけ、車両ごとにチェックする。
① 運転座席では、運転者が安定した姿勢で安全に運転できるようにする。（例：深く腰掛ける、座面・背もたれの位置と角度調整が可能、ペダルがゆったり踏み込める、等の観点を評価する）
　　この対策を提案しますか？　　　□該当せず　□いいえ　□はい→□優先

② 運転座席では、運転者の体格、姿勢に適合するクッションなど振動減衰に資する補助具を適切に使用する。
　　この対策を提案しますか？　　　□該当せず　□いいえ　□はい→□優先

【車両運転の時間管理】
③運転者の健康管理と安全な運行のため、一日の運転時間に制約を設ける。
　　この対策を提案しますか？　　　□該当せず　□いいえ　□はい→□優先
④運転者の健康管理と安全な運行のため、一連続運転時間に制約を設ける。
　　この対策を提案しますか？　　　□該当せず　□いいえ　□はい→□優先
⑤運転者の腰背部等の筋疲労からの回復を十分図れるよう、適宜、小休止や休息を取る。
　　この対策を提案しますか？　　　□該当せず　□いいえ　□はい→□優先
⑥運転の小休止や休息、運搬作業の合間にストレッチングを適宜行う。
　　この対策を提案しますか？　　　□該当せず　□いいえ　□はい→□優先
⑲運行管理者等は作業開始前後等の点呼の機会を活用して、作業者の腰痛の状態や健康状態を把握し、必要な指示を与える。
　　この対策を提案しますか？　　　□該当せず　□いいえ　□はい→□優先

作業名：　構内の荷役作業
【構内作業場の環境改善】
⑦通路と作業場所が仕切りやマーク等ではっきりと区別する。
　　この対策を提案しますか？　　　□該当せず　□いいえ　□はい→□優先

123

⑧通路の段差をなくす。
　　この対策を提案しますか？　　　□該当せず　□いいえ　□はい→□優先
⑨通路に荷物や台車等、障害物になるものを置かない。
　　この対策を提案しますか？　　　□該当せず　□いいえ　□はい→□優先
⑩作業区域内で、作業者が人や物の移動の動線が交差しないよう、作業場のレイアウト
　を工夫する。
　　この対策を提案しますか？　　　□該当せず　□いいえ　□はい→□優先
⑭作業場は重量物の運搬や足もとの安全確認が確認できるように照明を明るくする。
　　この対策を提案しますか？　　　□該当せず　□いいえ　□はい→□優先
⑮作業場の床を滑りにくくする。
　　この対策を提案しますか？　　　□該当せず　□いいえ　□はい→□優先
⑯快適でゆっくりとくつろげる、リフレッシュに適した休憩場所を設ける。
　　この対策を提案しますか？　　　□該当せず　□いいえ　□はい→□優先
⑰小休止や休憩時に暖を取れる暖房設備を設ける
　　この対策を提案しますか？　　　□該当せず　□いいえ　□はい→□優先

【重量物取扱いや作業姿勢】
⑪持ち上げる重量物や運搬用の容器は重量や形を標準化し、持ちやすいように工夫する。
　　この対策を提案しますか？　　　□該当せず　□いいえ　□はい→□優先
⑫重い物を動かす時は、リフター付き台車、クレーン、インテリジェントバランサー、
　コンベヤ、反転装置等の支援機器を使用する。
　　この対策を提案しますか？　　　□該当せず　□いいえ　□はい→□優先
⑬立ち姿勢での前かがみ、中腰姿勢やねじり・ひねり姿勢が少なくなるよう工夫する。
　　この対策を提案しますか？　　　□該当せず　□いいえ　□はい→□優先

【保護具】
⑱作業しやすい作業服や手袋・安全靴等の必要な保護具を支給する。
　　この対策を提案しますか？　　　□該当せず　□いいえ　□はい→□優先

　　上記のチェック項目案は①と②が運転座席の改善、③～⑥、⑲は車両運転の時間管理、⑦～⑩、⑭～⑰は構内作業場の環境改善、⑪～⑬は重量物取扱いや作業姿勢、⑱は保護具に関連した項目であるが、実際に、それぞれの職場で用いる際には適宜、チェック項目の文案等を変更したり、増やしたりして用いること。

参考9 「車両運転等の作業でのストレッチング」(例)

屋外で行うストレッチング

　車体や樹木などをストレッチングの補助道具として利用します。事業場の敷地やトラックステーションで実施し、実施前に安全の確認を行いましょう。また公共物(ガードレール、標識等)をストレッチングの補助道具として利用することは控えましょう。

a. 車体、樹木などを利用した大腿前面(太ももの前側)のストレッチング

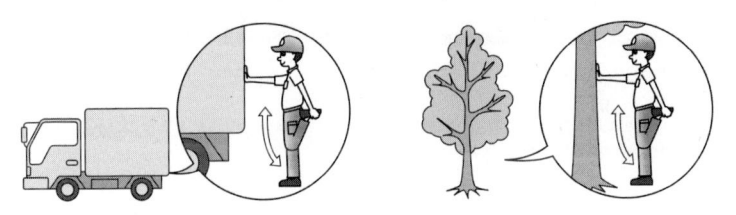

20～30秒間姿勢を維持し、左右それぞれ1～3回伸ばします

b. 車体、樹木などを利用した下腿後面(ふくらはぎ)のストレッチング

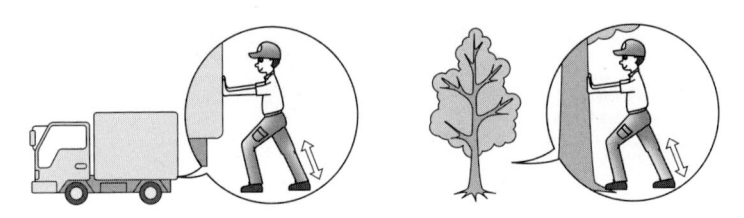

20～30秒間姿勢を維持し、左右それぞれ1～3回伸ばします

c. 車体を利用した大腿後面(太ももの後ろ側)のストレッチング

　　A: 乗車ステップを利用する方法
　　B: 後方バンパーを利用する方法

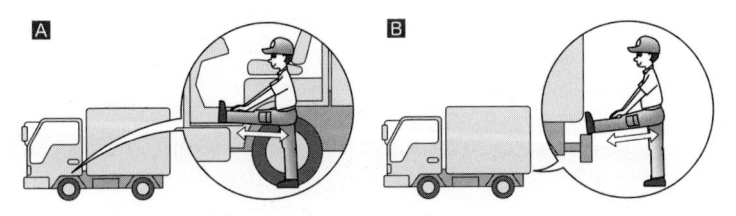

20～30秒間姿勢を維持し、左右それぞれ1～3回伸ばします

d. 車体を利用した体側のストレッチング

　　Ａ：乗車ステップ、タイヤを利用する方法
　　Ｂ：後方バンパーを利用する方法

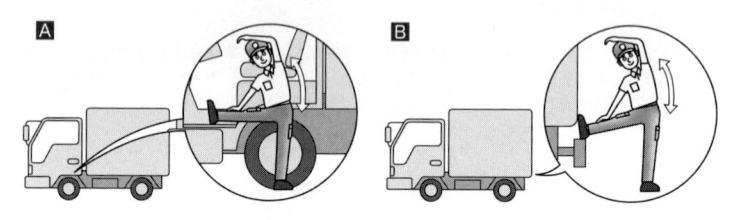

Ａ　　　　　　　　　　　　　Ｂ

20～30秒間姿勢を維持し、左右それぞれ1～3回伸ばします

e. 車体を利用した大腿外側部（太ももの外側）
　・臀部（お尻）・腹部のストレッチング

f. 車体を利用した上半身のストレッチング

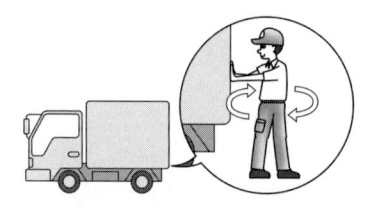

車体に背を向けて立ち、上体を車体に向けひねります
20～30秒間姿勢を維持し、
左右それぞれ1～3回伸ばします

20～30秒間姿勢を維持し、1～3回伸ばします

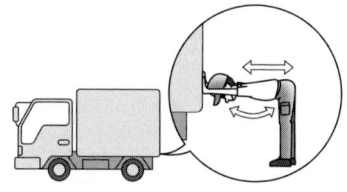

g. 事業場の敷地やトラックステーションで行う
　大腿後面（太ももの後ろ側）のストレッチング

h. 事業場の敷地やトラックステーションで行う
　大腿内側（太ももの内側）のストレッチング

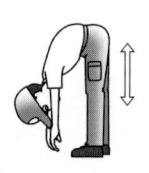

20～30秒間姿勢を維持し、1～3回伸ばします　　20～30秒間姿勢を維持し、1～3回伸ばします

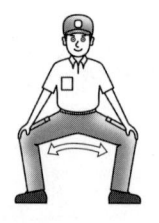

腰痛を防ごう！
改訂「職場における腰痛予防対策指針」のポイント

平成 6 年10月31日	第 1 版第 1 刷
平成15年11月10日	第 2 版第 1 刷
平成25年10月 4 日	第 3 版第 1 刷
令和 4 年11月30日	第 6 刷

編　　者　中央労働災害防止協会
発 行 者　平 山　　剛
発 行 所　中央労働災害防止協会
　　　　　〒108-0023
　　　　　東京都港区芝浦 3 丁目 17 番 12 号
　　　　　吾妻ビル 9 階
　　電　話　販売 03（3452）6401
　　　　　　編集 03（3452）6209
印刷・製本　新日本印刷株式会社

落丁・乱丁本はお取替えいたします　　Ⓒ JISHA 2013
ISBN 978-4-8059-1526-4 C3060
中災防ホームページ　https://www.jisha.or.jp/

本書の内容は著作権法によって保護されています。
本書の全部または一部を複写（コピー）、複製、転載すること(電子媒体への加工を含む)を禁じます。